I0068626

Dʳ E. CENSIER

LES

États Veineux

❦

(Clinique de Bagnoles de l'Orne)

Tᶜ63
246 28

SON & Cⁱᵉ, Edit., PARIS

LES ÉTATS VEINEUX

INFLAMMATOIRES ET NON INFLAMMATOIRES

Te 246(28)

DU MÊME AUTEUR

Bagnoles-de-l'Orne. Renseignements généraux et thérapeutiques. (*Paris*, 1893.)

Bagnoles-de-l'Orne. La station hydro-minéro-thermale de l'Ouest. (*Communication au Congrès de l'Association pour l'avancement des sciences. Caen, août* 1894.)

Les sources minérales de Bagnoles-de-l'Orne et leurs propriétés thérapeutiques. La cure des phlébites. (*Mémoires à l'Académie de Médecine. Médaille de bronze,* 1894.)

Les Phlébites à Bagnoles-de-l'Orne. (*Communication à la Société de Médecine. Paris, février* 1895.)

Les Phlébites, leur étiologie et leur cure par les eaux de Bagnoles-de-l'Orne. (*Communication à la Société de thérapeutique, Paris, mai* 1895.)

Nouvelle contribution à l'étude des Phlébites, de leur étiologie, et leur traitement par les eaux de Bagnoles-de-l'Orne. (*Mémoires à l'Académie de Médecine. Médaille d'argent,* 1895.)

Le massage dans la phlébite. (*Communication à la Société de Médecine. Paris, 25 avril* 1896.)

L'éréthisme veineux douloureux. (*Communication à la Société médicale des hôpitaux, séance du 14 mai* 1897.)

Cœur, vaisseaux. Pathogénie, pathologie, thérapeutique hydro-minérale. (*Académie de Médecine. Prix Capuran,* 1897. — *C. Carré et Naud, éditeurs, Paris,* 1898.)

Le Rhumatisme veineux. Le Traitement hydro-minéral des affections des veines. (*Communications aux Sociétés d'Hydrologie, de Médecine, Médico-chirurgicale de Paris,* 1898.)

Rapport à la Société d'Hydrologie de Paris sur les indications et contre-indications du traitement hydro-minéral dans les cardiopathies. (*Session de 1899. Rappel de médaille d'argent de l'Académie de Médecine.*)

Affections des Veines. Notes de clinique et de thérapeutique. (*Paris, A. Maloine, éditeur,* 1901.)

Quelques réflexions sur la pathogénie des phlébites. (*Revue de Médecine, 10 août* 1902.)

Indication sur la station hydro-minérale de Bagnoles-de-l'Orne pour les enfants. (*Gazette des maladies infantiles,* 9 avril 1903.)

Les Hypotonies multiples. (*Journal de Physiothérapie, 15 mars* 1903.)

A propos de la Phlébalgie. (*Presse médicale,* 1er *avril* 1903).

54706. — Imprimerie LAHURE, 9, rue de Fleurus, à Paris.

E. CENSIER

LES ÉTATS VEINEUX

INFLAMMATOIRES ET NON INFLAMMATOIRES

LEUR THÉRAPEUTIQUE

CLINIQUE DE BAGNOLES-DE-L'ORNE

PARIS

MASSON ET Cie, ÉDITEURS

LIBRAIRES DE L'ACADÉMIE DE MÉDECINE

120, BOULEVARD SAINT-GERMAIN

1905

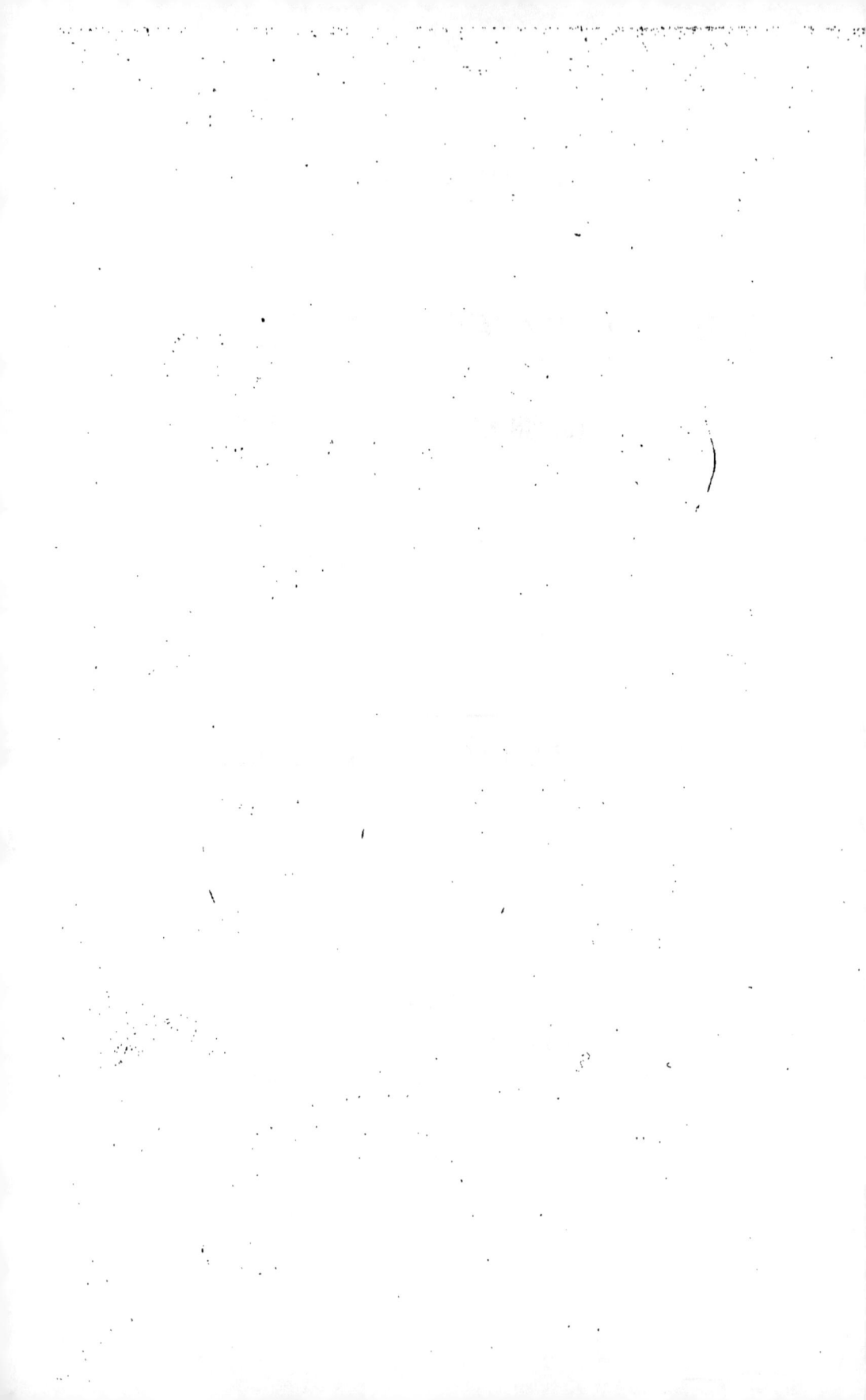

AVANT-PROPOS

En nous donnant pour but de résumer dans ce court exposé des *états veineux* ce que nous ont appris treize années de pratique à Bagnoles-de-l'Orne, nous ne faisons que revenir, en bien des points, sur nos publications précédentes. Nous avons cherché à être court, en même temps que clair, éliminant tout ce qui aurait pu inutilement allonger ce travail; c'est ainsi que nous nous sommes abstenu de toute indication bibliographique que nous avions, au contraire, cherché jusqu'ici à donner aussi complète que possible, nous renvoyons à ce sujet à nos publications antérieures.

Dʳ E. CENSIER.

Bagnoles-de-l'Orne, février 1905.

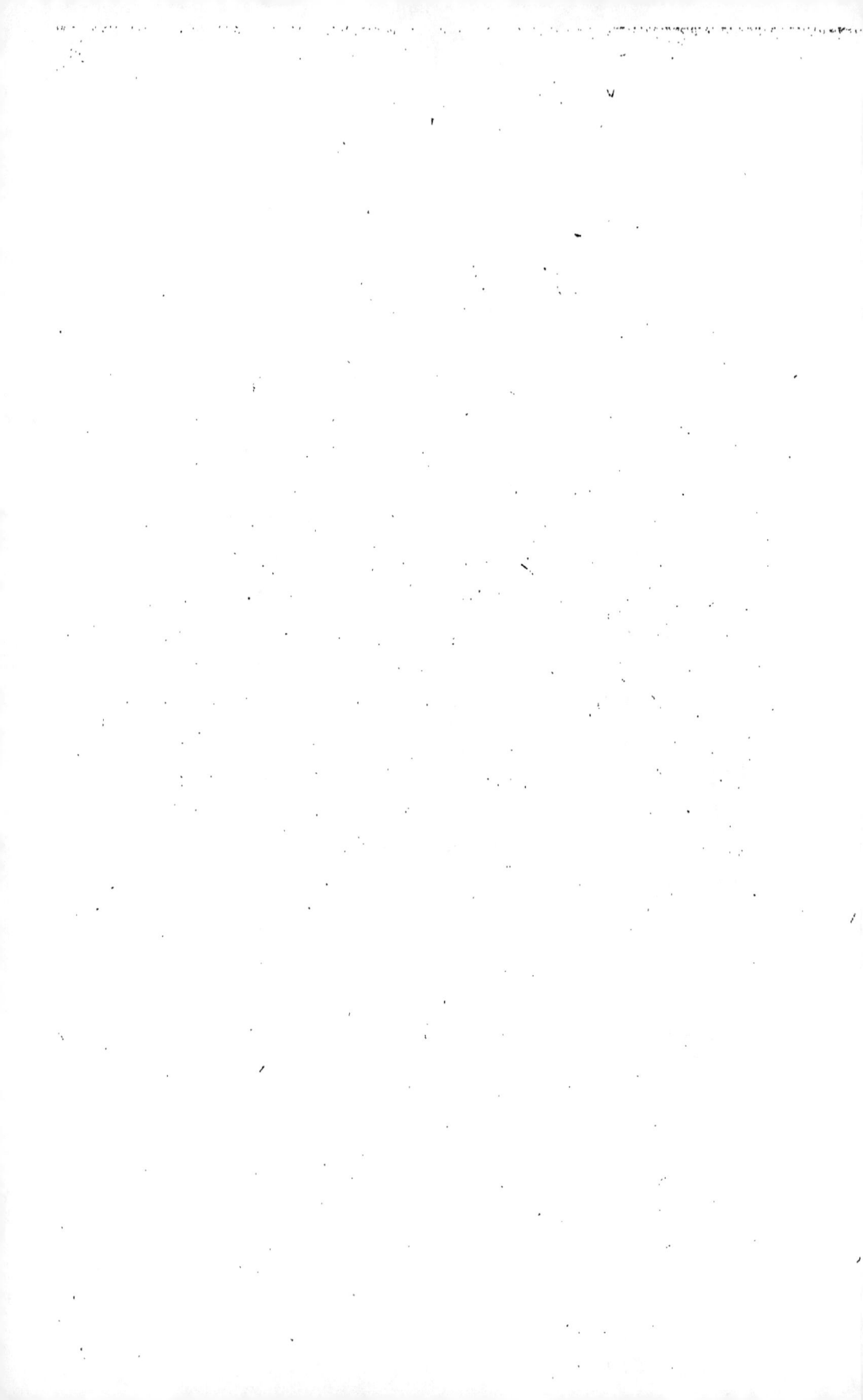

LES ÉTATS VEINEUX

CHAPITRE I

PHYSIOLOGIE DU SYSTÈME VEINEUX

Si, dans la circulation sanguine, le cœur, agent moteur par excellence, est d'une structure essentiellement musculaire, si les artères participent à l'impulsion donnée par le cœur, grâce à la contractilité de leurs parois, les veines n'ont plus que leur élasticité à mettre en jeu pour favoriser l'acte circulatoire soutenu par la présence des valvules.

La capillarité des dernières ramifications des deux réseaux, et la rapidité avec laquelle le sang arrive de l'un dans l'autre ont pu faire douter qu'il n'y eût pas d'autres passages pour le sang que par les capillaires eux-mêmes. Sucquet avait cru voir et a décrit l'existence de canaux de dérivation dans les régions les plus périphériques de la circulation, à la tête et dans les membres; mais Lejars, en recherchant par des procédés spéciaux ces mêmes canaux de dérivation, ne les a plus retrouvés.

Cette rapidité normale du cours du sang à la périphérie, qui a pour mission d'activer la nutrition par l'apport du sang artériel, d'opérer le drainage et la combustion des déchets de l'organisme par le décours du sang veineux, rencontre, dans le système veineux, en dehors des cas de morbidité et du fait même des dispositions anatomiques, quelques obstacles à son libre exercice. De ces obstacles les plus souvent accusés dans la genèse et la localisation des affections veineuses sont, en dehors des lois de la pesanteur, certains rapports de gros troncs profonds avec les organes adjacents, le croisement de la veine iliaque gauche et son passage au-dessous de l'artère iliaque primitive droite, l'abouchement à angle droit des veines spermatiques gauches dans la veine rénale du même côté, les dispositions structurales et le jeu normal d'équilibre circulatoire qui associent les systèmes veineux superficiel et profond du membre inférieur.

Mais, en regard de ces causes de prédisposition aux stases locales, il y a un fait anatomique qu'il nous paraît utile de ne pas perdre de vue. Déjà le Dentu avait attiré l'attention sur une sorte de cœur situé à l'extrémité inférieure du membre, aux confins des systèmes artériel et veineux, et dont le mécanisme, qui n'est plus fonction vitale, est dû essentiellement à l'action physiologique de l'appui plantaire répété, à l'acte de la marche surtout. L'éloignement du cœur a pour conséquence, dans une certaine mesure, le ralentissement du courant sanguin dans le système veineux; il paraît donc logique que la nature cherche à compenser d'autre sorte un état de défectuosité, qui se manifeste surtout dans la station debout, par le fait de la pesanteur de la colonne sanguine. Or, la station debout n'est pas l'acte physiologique normal de la vie, elle ne le devient que lorsqu'elle s'adjoint pour complément le mouvement dont le type est la marche. C'est précisément, dans cette circonstance que se produit un phénomène dont la régularité déterminée par chaque pas a autorisé la comparaison de le Dentu, et dont Bourceret indique la nature quand il décrit à la face plantaire du pied une véritable couche vasculaire formée surtout de veines d'un calibre de un demi, un et deux millimètres, tellement pressées les unes contre les autres que la dissection en est presque impossible.

De cette difficulté de dissection, que Bourceret avait rencontrée du fait de l'obstacle des valvules aux injections, Lejars s'est rendu maître par son procédé d'injections par la voie artérielle. Dès lors il a pu démontrer qu'aux doigts on ne trouve pas seulement un gros réseau veineux à mailles longitudinales sur la face dorsale, mais qu'il existe aussi un réseau palmaire presqu'aussi développé, et, sur les côtés, une série d'acardes anastomotiques; il y a là, à proprement parler, une gaine veineuse péridigitale. Cette gaine se retrouve aux orteils, à la plante des pieds où un lacis serré de grosses veines sinueuses et bosselées émanent en avant des orteils et des espaces interdigitaux pour s'irradier et s'incliner vers les deux bords du pied, et se jeter dans les origines des saphènes. De parois fort minces, intimement accolées à la face profonde du derme, se pressant avec les lobules de graisse dans les aéroles fibreuses sous-cutanées, elles forment une véritable semelle veineuse qu'on prendrait volontiers pour une lame érectile.

A une circulation locale si nettement spécialisée est dévolu, sans doute, un rôle spécial aussi, rôle de calorification pour les doigts et les orteils, rôle de soutien pour la peau de la plante du pied. Nous marchons, dit Lejars, sur une nappe de sang.

Ce système de sustentation et d'amortissement des chocs de la progression est donc, en réalité, constitué par un treillis veineux renfermant un lac sanguin sur lequel la pression doit produire des phénomènes déterminés; c'est le cœur veineux à battements isochrones à ceux de la marche ou de tout mouvement similaire.

A la main, Lejars a démontré que le type était le même qu'au pied avec des différences de volume aussi accusées que la distinction des fonctions du pied avec la main. Cette richesse du plexus plantaire s'explique par le rôle même de la plante du pied. Le sang qui, dans le plexus plantaire superficiel aussi bien que dans les veines profondes, progresse de la plante vers le dos du pied, est refoulé à chaque pression du pied sur le sol, cette force impulsive portant non seulement sur les veines plantaires profondes, mais sur cette nappe sanguine considérable qui s'étale au-dessous de la peau. Dans la marche, le lac plantaire se remplit quand le pied se soulève; quand au contraire il prend son point d'appui à terre pour supporter le poids du corps, le sang est chassé dans le sens de la propulsion du courant veineux; il y a là un jeu de pompe foulante qui n'est pas d'action minime sur la marche ascensionnelle du liquide sanguin.

Mais tel n'est pas le principal mode de progression du sang dans le système veineux; l'impulsion de l'ondée sanguine artérielle a, par le fait de la divisibilité vasculaire, perdu la plus grande partie de sa force; les parois des vaisseaux terminaux sont devenues également très faibles, et il ne faut compter que pour une petite part la poussée cardiaque dans le fait du passage du sang des capillaires dans les ramuscules veineuses. Pourtant il aura à cheminer vers les gros troncs veineux et à gagner la cavité droite du cœur chargée de l'envoyer se régénérer dans le poumon. Si le corps est au repos et couché, ce trajet se fera facilement; si le corps est dans la position debout, il faudra une force ascensionnelle capable de l'élever. Cette force, qui ne peut être du refoulement cardiaque, est, au contraire, une force élévatoire d'aspiration résultant de l'acte respiratoire; la tendance au vide, produite dans la cage thoracique par l'aspiration, agit comme une pompe aspirante. Mais cette aspiration est discontinue, cessant pendant l'expiration, et c'est alors que nous voyons intervenir les valvules qui, dans les grosses veines, sont disposées de telle sorte que le sang ne puisse rétrograder lorsque l'action élévatoire cesse de se produire, et cela surtout dans la station debout où le propre poids du sang agit, et encore dans l'acte de l'effort lorsque la contraction musculaire tend à vider les veines à la manière d'une éponge que l'on exprime.

D'autre part, ce fait de la contraction musculaire doit être envisagé en particulier, car, si la contracture efface et vide les veines, la décontracture tend à rétablir leur calibre, à les remplir à nouveau en atti-

rant le sang dans le sens que lui permet la soupape
valvulaire. Les muscles peuvent donc, dans leur action
propre, être considérés comme des pompes aspirantes
et foulantes venant contribuer à la progression du sang
veineux.

Voici donc deux adjuvants de la circulation veineuse:
la contraction musculaire et la pression des faces palmaire et surtout plantaire qui viendront, en temps
utile, ajouter leurs forces à celles des actes réguliers
de la poussée sanguine cardioartérielle et de l'aspiration thoracique. Dans la position verticale du corps,
alors que la propulsion du sang veineux trouve, pour
le membre inférieur en particulier, un obstacle dans le
poids même de la colonne sanguine, le concours des
deux forces adjuvantes devient très utile pour ramener
un bon équilibre; mais encore faut-il pour la contraction musculaire et pour la pression palmaire et plantaire que chacun soit intermittent pour permettre le
mouvement de pompe aspirante et foulante, et il est
facile de tirer de là une conclusion qui aura bien sa
place dans l'hygiène des variqueux : que les contractures
modérées et répétées pourront être utiles comme les
spasmes prolongés seront nuisibles, et que la position
la plus favorable est la position horizontale, la plus
défavorable la position verticale, à moins que celle-ci,
au lieu d'être une station debout, ne se transforme en
l'acte régulier de la marche physiologique dans laquelle
se produira et l'appui plantaire et la contraction
intermittente de toute la musculature du membre
inférieur et au delà, marche qui ne devra être ni
trop lente, ni trop rapide, forcée, prolongée, car alors

interviendraient les nouveaux facteurs de passivité de l'action vaso-dilatatrice, de la force centrifuge, en dernier chef l'asystolie veineuse de Rémy, la production du ralentissement à l'inverse de l'impulsion circulatoire.

Nous ne nous arrêterons pas à la disposition des valvules placées dans les divers vaisseaux de manière à favoriser le décours du sang veineux, à dégorger d'abord les parties qui en ont le plus besoin en envoyant le sang veineux dans des directions où les obstacles seront moindres, ni sur l'enchâssement particulier des lacis veineux plantaire et palmaire dans le tissu conjonctif et l'épaisseur même du derme; il nous suffit de faire ressortir que la circulation veineuse a besoin du concours normal de toutes les forces d'impulsion que nous venons d'examiner, de même que de l'intégrité des parois de ses vaisseaux et du bon fonctionnement du jeu des valvules.

Delbet a cherché à déterminer quelques notions sur la tension intérieure dans ces canaux à parois élastiques que sont les veines, en relation, d'autre part, avec des masses musculaires qui varient de forme et de consistance par la contraction; il a montré que cette tension subissait, de par l'effort musculaire plus ou moins brusque, des coups de bélier localisés, et éprouvait, suivant la position du corps, des différences sensibles, telles, par exemple pour le segment inférieur ou cardiaque de la saphène interne, qu'un renforcement de 16 à 20 millimètres lorsque le sujet en expérience passait de la position couchée à la position assise, pour s'élever à 40 millimètres dans la position debout, atteindre 160 millimètres dans un effort faible, 260 millimètres dans un effort très violent; tandis que, dans le segment périphérique, les pressions variaient déjà de 90 à 100 millimètres. Ceci tend à prouver : les différences importantes de tension intra-veineuse suivant les positions plus ou moins horizontales ou verticales; la valeur de l'effort musculaire dans les degrés de la tension qui constituent cette tension.

Mais il y a d'autres résultantes d'une valeur non moindre à considérer qui résident dans la durée ou la répétition de la pression augmentée et dans la force et le mode de résistance que la paroi de la veine peut opposer à la pression intérieure qu'elle a à supporter. Ici il n'y a plus que des appréciations approximatives; mais il faut ne pas perdre de vue les conditions physiologiques de la circulation veineuse, et rappeler que l'impulsion de l'ondée sanguine artérielle a, par la divisibilité vasculaire, perdu la plus grande partie de sa force, qu'il ne faut compter que pour une part minime la poussée cardiaque dans le fait du passage du sang des capillaires dans les ramuscules veineux, et que, chez les variqueux, la diminution de la vitalité élastique de la paroi est encore une condition d'infériorité vis-à-vis de la circulation veineuse. Ce qui se fera encore facilement dans la position déclive deviendra par suite beaucoup plus difficile dans la station verticale. Il reste donc à considérer, comme force ascensionnelle au repos, l'attraction supérieure, l'aspiration thoracique respiratoire, augmentée, dans le mouvement de la marche, de la propulsion supérieure par l'appui plantaire répété.

D'autres facteurs importants interviennent encore :
l'activité musculaire, la contraction qui tend à vider les
veines à la manière d'une éponge que l'on exprime, la
décontraction qui tend à rétablir leur calibre, à les remplir de nouveau en faisant cheminer le sang dans le
sens que permet la disposition valvulaire.

En terminant ce bref exposé, considérons que les
échanges nutritifs entre le sang et les tissus se font
essentiellement dans l'intimité même de ceux-ci, au
niveau du riche réseau capillaire interposé entre les
terminaisons des dernières ramifications artérielles et
veineuses. Là, l'impulsion produite sur le courant sanguin par la contraction cardiaque augmentée, suivant
les cas, par certaines causes telles que : le poids de la
colonne sanguine, l'acte de l'effort, mais continue,
maintenue et régularisée par l'élasticité, la contractilité
des parois artérielles et le fait de la divisibilité des ramifications de l'arbre artériel, cette impulsion est arrivée
à son minimum. Le torrent circulatoire s'est transformé
en une sorte de bain à courant continu, où la cellule,
grâce à l'extrême minceur, à la porosité, à la capillarité
des parois vasculaires, puise dans le sang les matériaux
dont elle refait son intégrité en lui abandonnant les
déchets de ses combustions, de son usure.

Le sang, ainsi dépouillé de ses principes vivifiants et
saturé de matières adultérées et nocives, doit être re-
pris par les vaisseaux veineux pour être porté dans les
organes spéciaux où il pourra retrouver sa composition
nutritive.

Cet aperçu très schématique suffit pour établir que
si au cœur comme organe d'impulsion, et au système

artériel comme continuateur et régulateur de cette impulsion, sont dévolues des fonctions capitales, celles du système veineux ne sont pas d'une importance secondaire, mais en réalité aussi nécessaires à la vitalité des tissus. C'est par l'intégrité des parois de ses vaisseaux, le libre cours du sang dans ses réseaux qu'il doit assurer la reprise d'un liquide dont la stase entraverait le travail nutritif, et par infiltration de sérosité, d'où compression, étouffement des cellules, et par dépôt, stagnation dans les mailles des tissus de matières d'usure devenues des poisons de la nutrition.

CHAPITRE II

ANATOMO-PATHOLOGIE DES ÉTATS VEINEUX

Que l'on nous permette, en abordant ce chapitre d'anatomo-pathologie, de reprendre très rapidement l'historique de la question, afin de bien préciser ce que les notions récemment acquises lui ont donné de développement et de précision. Cet historique, c'est par la phlébite qu'il commence et c'est autour de la phlébite que gravitent les manifestations cliniques des états veineux que nous aurons à définir, à délimiter et à classer.

Un nom domine toute cette histoire, celui de Cruveilhier. Chose remarquable, ce puissant observateur non seulement établit la connaissance exacte des lésions de l'inflammation veineuse, mais semble entrevoir la grande série des causes qui sont capables d'irriter la membrane interne au moyen d'un sang devenu phlogogène.

Lorsqu'en 1818 Breschet créait le mot de phlébite, il avait été précédé par les travaux de Hunter qui, en 1775, signalait comme une conséquence de la saignée l'inflammation de la membrane interne des veines : c'était la phlébite septique, la piqûre de nerf de A. Paré.

2

Parallèlement à ces études de la phlébite chirurgicale, d'autres auteurs publiaient leurs recherches sur
la phlegmatia puerpérale. Dès 1784, White, à la suite
de Moriceau, de Puzos, sous le nom de dépôt laiteux
des femmes en couches, en publiait des observations
cliniques; et, en 1826, Guthrie, puis Robert Lee abor-
daient l'étude anatomo-pathologique; ce dernier fit
même ressortir l'analogie entre la phlegmatia des
accouchées et la phlébite des opérés. Mais c'est avec
David Davis qu'est apparue, en 1823, la théorie de la
phlébite oblitérante avec coagulations sanguines et
altérations des tuniques veineuses. Cet auteur admet-
tait la compression des veines par l'utérus gravide
comme cause prépondérante, puis l'inflammation et
l'épaississement des tuniques, la formation de fausses
membranes dans leur intérieur et la coagulation gra-
duelle du sang contenu; pour lui, l'inflammation des
veines est due à une irritation agissant sur l'appareil
vasculaire, sans expliquer davantage cette irritation.

Enfin, dans un troisième ordre d'idées, à la même
époque, Bouillaud recueillait des observations d'hy-
dropisie partielle chez des cancéreux, des tuberculeux,
des typhiques, qu'il attribuait justement à l'oblitération de troncs veineux.

Ainsi s'indiquaient, dès lors, les trois grandes formes
qui, jusqu'à notre époque, ont donné lieu à tant de
discussions : la phlébite opératoire, la phlegmatia puerpérale, les coagulations marastiques.

Mais ces différentes données n'avaient pas encore
trouvé une base scientifique suffisante pour permettre
d'édifier une théorie rationnelle; celle-ci apparaît avec

les travaux de Cruveilhier qui marquent une ère nouvelle dans l'historique de la phlébite lorsqu'il écrit que l'expression de phlébite, dont il s'est constamment servi pour caractériser l'oblitération veineuse par concrétion sanguine adhérente aussi bien que l'oblitération veineuse par suppuration, prouve assez qu'il considère ces deux ordres d'oblitération comme le résultat de l'inflammation de la membrane interne des veines. Et il se demande si les objections que l'on fait à la doctrine de la phlébite oblitérante ne sont pas plus dans les mots que dans les choses, la phlébite spontanée, ou non traumatique, exigeant une cause d'irritation qui agisse sur les parois veineuses, cause qui ne peut lui arriver que par le sang qui, chargé de principes irritants, enflamme les parois veineuses, d'où s'ensuit que le premier phénomène produit est la coagulation du sang.

L'idée que Cruveilhier émettait d'une façon aussi catégorique fut d'abord admise en principe par la plupart des auteurs. C'est ainsi qu'en 1838, époque à laquelle parut la thèse de Hardy, les opinions de Cruveilhier sont acceptées comme faisant loi. En 1840, tous les cliniciens, Andral, Piedagnel, Trousseau, adoptaient la théorie de la phlébite.

Cependant une opinion contradictoire devait s'élever ; elle s'indiqua d'abord, en 1844 et 1845, dans deux mémoires où Bouchut, s'appuyant sur la fréquence relative de la *phlegmatia alba dolens* dans le cours des cachexies et des maladies chroniques, faisait observer qu'aucune analyse du sang ne faisait connaître la composition de ce liquide lors de sa coagulation dans les maladies chroniques, et que là cependant devaient se déterminer les causes du phénomène pathologique.

Cruveilhier n'avait pas nié que les oblitérations veineuses spontanées ne s'observent pas plus souvent dans certaines conditions de l'organisme que dans les circonstances ordinaires, mais il possédait des faits de phlébite oblitérante, ou œdèmes douloureux, soit du membre supérieur, soit du membre inférieur, survenus dans les conditions de santé ordinaire, chez des individus qui n'offraient aucun signe de maladie. Il ne pensait pas non plus que la fréquence de la phlébite chez les cachectiques fût suffisante pour faire admettre la théorie de la coagulation spontanée, théorie, disait-il, habilement soutenue par Bouchut, mais que Raige-Delorme estimait également une hypothèse sans fondement.

Alors apparaît dans la question la personnalité de Virchow, dont les premiers travaux sur cette question datent de 1854 et 1856.

Avec l'illustre pathologiste allemand, en effet, commençait, il y a quelque quarante ans, une théorie nouvelle : microscope en main, Virchow et ses élèves rejetèrent l'idée de l'inflammation primitive de l'endophlèbe dans la plus grande majorité des phlegmatia trouvées à l'autopsie d'individus cachectiques (cancéreux, phtisiques, etc.); Virchow créait, de toutes pièces, la thrombose marastique.

L'absence de lésions endothéliales au niveau des coagulations sanguines adhérentes l'engageait à admettre le double mécanisme pathogénique suivant : a) altérations chimiques spéciales du liquide sanguin, consécutives à la cachexie; b) perturbations mécaniques survenant dans le débit du sang veineux. Les remarquables études de Virchow sur la thrombose, l'autorité attachée à son nom et à ses travaux amenèrent à lui, pendant nombre d'années, la plupart des observateurs. La phlegmatia alba dolens redevint une entité nosologique ; le ralentissement de la circulation veineuse était la cause presque unique de la formation du caillot sanguin. O. Weber incriminait la diminution de tonicité des parois veineuses et l'inocclusion des valvules dans l'acte thrombosique ; et Lancereaux cherchait à en établir les lois mécaniques en faisant remarquer que les principaux vaisseaux où siègent les thromboses seraient précisément situés au niveau des points où les parois des veines cessent d'adhérer aux toiles fibreuses du voisinage, et, par conséquent, là où la force d'aspiration thoracique tend à diminuer et à disparaître. Il arrive à cette conclusion que la coagulation spontanée du sang est réglée par une loi purement physique, qu'il énonce comme il suit : les thromboses marastiques se produisent toujours au niveau des points où le liquide sanguin a plus de tendance à la stase, c'est-à-dire à la limite d'action des forces d'impulsion cardiaque et d'aspiration thoracique. En exagérant encore ces données, on imagina les *points morts*, où certains auteurs crurent voir la coagulation spontanée.

La réaction allait se faire ; il est intéressant de remarquer que, si elle se produisit du fait même de la continuation et de la progression des recherches que Virchow avait lui-même instituées, les premières objections naquirent de la reprise d'expériences plus anciennes, et provisoirement oubliées, de Tackrah et de

Scudamor qui, en 1817 et 1824, avait déjà pratiqué la double ligature des veines sur le vivant, et observé que, dans la jugulaire du cheval, le sang ainsi immobilisé n'avait pas encore subi la coagulation au bout d'une heure et demie, bien qu'il n'eût perdu aucune de ses propriétés coagulantes qu'il retrouvait aussitôt qu'on le versait dans un verre.

Les expériences donc, tentées alors en vue de confirmer la doctrine de Virchow, ne donnèrent, à la presque totalité des observateurs, que des faits négatifs. Brucke, reprenant ces recherches anciennes, constatait que le sang isolé dans un segment de veine vivante ne parvient à se coaguler qu'après une altération évidente des parois vasculaires. Zahn démontrait, à l'aide de l'imprégnation des endothéliums par les sels d'argent, que la coagulation du sang, dans une veine mésentérique exposée à l'air, commence toujours à la hauteur des endothéliums altérés. Frantz Glénard perfectionnait bientôt l'expérience de Brucke; il montrait que l'apparition du caillot dans un segment de veine, liée et extraite hors de l'animal, est consécutive à la nécrose des parois veineuses. Durante, Baumgarten, Hayem ont confirmé et complété ces expériences.

Nous reviendrons sur ces diverses données à propos de la thrombose, il doit nous suffire actuellement de voir par quelle progression on est arrivé à un état de choses qui faisait, dès 1874, réclamer par Vulpian la reprise de l'examen microscopique des veines thrombosées, et prévoir la découverte de lésions endothéliales protopathiques lorsqu'il se demandait si ces coagulations marastiques étaient vraiment spontanées, si leur formation n'était pas précédée par le développement d'un état morbide des parois des veines. Il lui semblait difficile qu'il en fût autrement, car on ne voit pas pourquoi les coagulations naîtraient plutôt dans certaines veines que dans d'autres, l'examen des veines dans lesquelles on a trouvé des coagulations récentes n'ayant fourni que des résultats négatifs. Pour lui c'était une étude à reprendre ; il y avait évidemment là quelque lésion, non connue jusque-là, qui modifiait les propriétés vitales de la membrane interne des veines.

Ce sont les études des lésions des tuniques veineuses, jointes aux recherches des agents infectieux nées sous l'influence des découvertes de Pasteur, qui ont donné lieu, depuis cet encouragement de Vulpian, à tant de travaux importants, et qui ont déterminé la réaction, qui paraît aujourd'hui si complète, contre les idées de Virchow, et l'hommage qu'il est juste de rendre à la clairvoyance de Cruveilhier et à sa création de la phlébite.

Déjà, donc, nous arrivons aux connaissances actuelles sur les phlébites, maladies infectieuses. La phlébite aiguë, son nom l'indique, se réclame de l'inflammation de la paroi veineuse ; l'anatomie pathologique des phlébites aiguës les divise en suppuratives et en exsudatives.

La phlébite suppurative, dont le type est la phlébite septique opératoire, tend à disparaître de nos jours, et ne se trouve plus guère que dans les infections utérines dues au streptocoque pyogène, élément du puerpérisme infectieux, et dans la pyléphlébite de la veine porte, le plus souvent d'origine microbienne intestinale (dysenterie, ulcérations typhiques ou tuberculeuses, appendicite et typhlite ulcéreuse), où encore par voisinage de certains abcès phlegmoneux avec ulcération des parois veineuses; c'est un processus de périphlébite suppurée.

La phlébite suppurative n'est, en somme, que la complication suppurée de la phlébite exsudative. Celle-ci correspond en réalité à la majorité des cas décrits sous le nom de phlegmatia alba dolens; c'est la thrombose aiguë et circonscrite d'une cavité veineuse.

On retrouve rarement aujourd'hui dans l'infection puerpérale les types divers de phlébite purulente, si fréquents jadis que les auteurs Hervieux et Siredey continuèrent de donner à la septicémie puerpérale le nom de phlébite, alors que celle-ci ne convenait déjà plus à la septicémie chirurgicale; les descriptions qui se rapportent à ce sujet se retrouvent surtout dans les auteurs anciens, Cruveilhier, Velpeau, Sedillot.

Pour Letulle, la difficulté n'est point tant de savoir si le caillot thrombosique s'est déposé primitivement sur un endothélium sain, auquel il s'est accolé, ou si les altérations aiguës de l'endothélium ont précédé nécessairement la formation du thrombus. Le problème s'est modifié par suite des données microbiques modernes.

« Lorsqu'on ouvre, dit-il, une veine atteinte de phlegmatia alba dolens récente, on constate toujours, sur un point déterminé du caillot cruorique, quelle qu'en soit la longueur, une région intimement adhérente à la paroi interne de la veine; en ce point, il est fréquemment possible de reconnaître, même à l'œil nu, un épaississement plus ou moins régulier de la paroi veineuse. D'ordinaire, cette tuméfaction de l'endophlèbe n'est point annulaire; elle n'occupe point, sur une surface donnée, la totalité de la lumière du vaisseau. Les parois de la veine sont toujours épaissies dans la hauteur des lésions internes. Les vasa-vasorum et le tissu cellulaire qui les accompagne, parfois même les artères et les nerfs satellites de la veine, sont englobés dans un tissu conjonctif densifié, chroniquement irrité. Les veines collatérales sont toujours ectasiées (circulation collatérale). Lorsque l'oblitération de la veine est définitive, le vaisseau apparaît transformé en un cordon fibreux, dur, lisse, souvent beaucoup plus petit que n'était la veine normale. L'organe est supprimé, comme sa fonction, et l'examen microscopique y révélera l'organisation définitive des caillots en un tissu fibroïde de cicatrice. La disparition totale d'une veine atrophiée est même possible; sa sténose générale post-phlébitique n'est pas rare. »

Telles sont les lésions macroscopiques ordinaires de la phlébite aiguë; nous en retiendrons déjà deux points : l'adhérence du caillot en un point de la paroi veineuse où la tuméfaction de l'endophlèbe est prépondérante et qui, d'ordinaire, n'est point circulaire; et le dépoli et granuleux de la membrane interne avec l'épaississement en bloc des tuniques, l'irritation de voisinage englobant, dans un tissu conjonctif densifié et chroniquement irrité, les artères et les nerfs satellites de la veine. Endophlébite, phlébite de toute la paroi et périphlébite seraient donc le processus complet de la phlébite aiguë; nous aurons à voir s'il se réalise dans son ensemble

dans tous les cas de phlébite aiguë ; les lésions histologiques doivent d'abord nous arrêter. Celles de la forme
suppurative se résument dans l'infiltration des trois
tuniques veineuses par une multitude de leucocytes et
de germes pathogènes signalés par Doléris et surtout
par Widal ; c'est le procédé septicémique, dont la détermination phlegmoneuse pariétale se localise plutôt
soit du côté de la membrane interne, soit du côté de la
membrane externe, par progression de dehors en dedans
et hyperdiapédèse leucocytique.

Dans la phlébite exsudative, les travaux récents,
ceux de Vaquez en particulier, ont mis en lumière certains points très intéressants. Virchow réclamait la
formation d'un caillot avant que l'inflammation se ma-
nifestât sur la paroi vasculaire ; et Renaut a déclaré
avoir toujours vu l'endothélium desquamé au niveau
des caillots les plus récents de phlegmatia cachectiques.
Il y a là un point d'interprétation délicate auquel
Vaquez répond à son tour, en corrigeant légèrement
l'assertion de Renaut, disant qu'il n'y a pas de phlegmatia dans laquelle on ne puisse, en quelque point,
trouver l'endothélium desquamé ; et que ce point, ou
ces points, sièges des lésions initiales, peuvent être
aisément retrouvés, si on veut bien les rechercher
attentivement ; qu'ils sont souvent multiples, comme
Cruveilhier l'avait vu, et ne se reconnaissent pas exclusivement à la desquamation de l'endothélium, laquelle,
à elle seule, pourrait ne pas prouver grand'chose, mais
surtout à l'existence du *bourgeon endophlébitique interne*, témoignage irrécusable de l'endophlébite.

Ceci laisse encore place pour le cas d'une coagula-

tion interceptant presque entièrement, et depuis quelques jours, la lumière d'un vaisseau dans lequel l'intégrité de l'endothélium peut être conservée, pourvu
qu'il s'agisse d'une coagulation secondaire. Mais le
bourgeon endophlébitique interne, voilà le témoin irrécusable de la phlébite, de l'endovascularite qui leur a
donné naissance, et qui s'est d'abord traduite par un
léger dépoli de la membrane interne.

Au début de la phlébite infectieuse subaiguë, Vaquez
constate des lésions déjà manifestes de la veine qui
n'ont rien à voir avec la présence du caillot dont elles
provoquent la formation, et dont elles ne dépendent
pas, lésions qui évoluent lentement, atteignent la veine
dans sa totalité, respectant cependant la tunique
moyenne, mais attaquant la couche interne dont elles
font gonfler, proliférer, puis desquamer les éléments,
provoquant une réaction vive de la couche externe, et
ne laissant pas indemne le système circulatoire des
vasa-vasorum qui semble fréquemment guider et entre-
tenir l'évolution de la phlébite.

Durante a montré le rôle considérable joué par les
vasa-vasorum sur la nutrition des parois de la veine;
les altérations de la paroi veineuse, telles qu'on les
voit dans les veines des variqueux, rendent compte de
la fréquence des coagulations que déterminent chez
ces sujets les phlébites même aseptiques. Ces coagulations, ces oblitérations surtout, sont moins fréquentes
chez les femmes enceintes, car, chez elles, les lésions
des parois des veines sont moins profondes.

Letulle a contrôlé les recherches de Vaquez et affirmé
que la thrombo-phlébite, ordinairement partielle et

localisée aux régions déclives des membres, est presque
toujours caractérisée, au moins sur quelques points de
son étendue, par des lésions d'endophlèbe, c'est donc
plutôt une endophlébite végétante, et par conséquent
subaiguë, non pyohémique, qu'une phlébite exsudative
aiguë, purement endothéliale. La preuve en est qu'il
suffit de rechercher avec soin dans les points les plus
adhérents du caillot pour trouver, reconnaissables à
l'œil nu, ces bourgeonnements punctiformes, arrondis,
de la paroi interne de la veine qui, enchâssés, dans
l'intimité des blocs fibrino-leucocytiques, apparaissent
comme la signature d'un processus réactionnel moins
violent, plus réparateur aussi que celui qui caractérise
les phlegmasies aiguës hyperinfectieuses. Déjà, en
1890, Vaquez avait donné la description histologique de
ces bourgeons ; à l'autopsie d'une phlébite typhoïde
observée dix jours après son début, à côté des points
où l'oblitération paraissait complète, on en voyait
d'autres où la phlébite n'était qu'à son début.

C'est ce premier stade de la phlébite que Vaquez a
nommé, avec raison : *période pré-oblitérante*, la phlébite de grosses veines n'étant pas oblitérante d'emblée,
ce qui n'arrive que pour les veines de tout petit calibre,
et l'oblitération étant déjà plus lente à se produire dans
les veines de moyen calibre.

Ainsi se trouvent rattachées, par l'anatomie pathologique, à l'œuvre de Cruveilhier ces phlébites que Virchow avait cru pouvoir en distraire, prétendant qu'elles
n'étaient que secondaires à une thrombose spontanée
et primitive du sang ; et Letulle nous montre que « les
lésions circonscrites de l'endophlèbe auront eu le temps

de naître silencieusement, d'irriter la membrane interne (en la desquamant sur un ou plusieurs endroits),
de solliciter la réaction végétante de la paroi d'une
façon identique aux processus évoluant à la surface
de l'endocarde ou de toute autre membrane séreuse
enflammée, que les lésions mécaniques ne seront qu'un
second acte, une manifestation deutéropathique, que
l'endophlébite insulaire qui caractérise la phlegmatia
débute donc sourdement dans des points variables de
la séreuse. La desquamation de l'endothélium est con-
stante dans ces zones premièrement frappées. Un
exsudat s'y produit qu'il ne faut pas considérer, à tout
prix, comme uniquement produit par la coagulation du
sang circulant dans la cavité veineuse.... Au bout d'un
temps très court, l'irritation inflammatoire de l'endophlèbe détermine sa tuméfaction. La prolifération des
cellules fixes de la couche sous-endothéliale en est la
conséquence. Un bourgeonnement de l'endophlèbe a
lieu; il s'accompagne d'un mince exsudat superficiel....
Les choses peuvent en demeurer là.... Plus souvent, à
la vérité, la maladie locale progresse; la totalité des
parois veineuses prend parti dans cette lutte exercée
contre les microbes ou leurs poisons déposés à sa surface. La membrane moyenne s'irrite, se laisse envahir
par des proliférations embryonnaires nées des vaisseaux de la membrane adventice.... On assiste à une
végétation néo-vasculaire qui pousse perpendiculaire-
ment aux couches connectives et musculaires. L'endophlèbe se vascularise à son tour.... Alors, si la cause
qui a créé la phlébite interne est permanente, surtout
si elle a suscité d'emblée une réaction violente de l'en-

dophlèbe, on voit d'énormes bourgeons connectifs et néo-vasculaires se glisser au milieu des blocs fibrineux adhérents. »

En disant phlébite atténuée, il ne faut donc pas entendre par là phlébite non infectieuse; c'est au contraire au niveau même de ces bourgeons endartériques que les recherches microbiennes ont souvent fait découvrir des agents infectieux. Il y a seulement lieu de dire que la coagulation du sang est surtout l'expression d'une phlébite atténuée. Lorsque la phlébite est hyperseptique, quand elle est la manifestation de l'infection purulente, il ne se produit pas habituellement des caillots intraveineux. Il ne serait cependant pas exact de dire que la coagulation et la suppuration s'excluent réciproquement, on peut trouver à la fois un caillot dans la veine et du pus dans le tissu cellulaire périveineux; ce fait s'observe dans les phlébites variqueuses. Hervieux l'a démontré dans la phlegmatia des accouchées. L'oblitération peut même être connective à une suppuration externe.

Inversement, sur un sujet mort de tuberculose et atteint à la fin de sa vie d'une phlébite du membre inférieur gauche à signes atténués, Vaquez avait observé que les lésions habituelles de la phlébite, faciles à constater, n'avaient cependant pas déterminé l'oblitération du vaisseau; il n'y avait pas eu phlegmatia au sens ancien du mot. D'autre part, encore, chez un autre tuberculeux mort dans le service du professeur Straus, Vaquez trouvait, à la place des bourgeons endophlébitiques, une phlébite diffuse ayant déterminé un caillot fibrineux pariétal sous forme d'une sorte de fausse membrane tapissant l'intérieur de la veine, et il supposait, sans avoir pu le vérifier, que c'était peut-être là une forme exclusivement tuberculeuse.

Ailleurs, citant une autopsie de Suchard, où, au-dessus de caillots adhérents à la partie inférieure des veines tibiales et se prolongeant dans la fémorale avec quelques rares points d'émergence, on trouvait, au bout de celle-ci, un caillot adhérent de date récente, Vaquez ajoute qu' « en résumé la dissection attentive des veines du membre inférieur montre, dans la grande majorité des cas, que la phlébite procède par poussées, et que l'oblitération, stade terminal du processus, peut débuter aussi bien dans les veines profondes du mollet que dans la poplitée ou la fémorale, d'où l'on peut conclure que le début subit et d'emblée par la fémorale à la racine de la cuisse, comme on le trouve représenté dans une figure de l'atlas de M. Lancereaux, paraît exceptionnel. Quand cela a lieu, et que l'oblitération semble débuter à la partie supérieure de la fémorale, ce n'est pas au niveau de l'arcade de Fallope, mais plus bas, au confluent de la saphène dans la fémorale, qu'elle s'effectue le plus habituellement. »

Notons en passant ce mode de poussées dans le processus phlébitique, car nous aurons plus d'une fois l'occasion de le rappeler. De plus, nous avons vu qu'il est fréquent de rencontrer des coagulations intra-veineuses d'âge différent, suivant les points observés, alors même que la phlébite semble s'étendre à la plus grande partie du système veineux du membre. Cruveilhier avait déjà remarqué que la phlébite ne procède pas d'une façon continue, uniforme, mais qu'elle évolue souvent par poussées successives. De même, la règle qu'avait voulu établir Lancereaux, du début de la coagulation au niveau des éperons ou des nids valvulaires, n'est pas toujours confirmée par l'observation, et Trousseau disait que les caillots valvulaires se font consécutivement à l'oblitération d'une portion supérieure du système veineux et par le fait du remous et de la stase qui s'opèrent alors dans la portion inférieure de ce système. Ceci est aussi l'opinion qu'a soutenue Troisier. Vaquez a démontré que c'était sans doute une erreur due à une faute de technique dans les préparations de laboratoire et que, quant à la possibilité de voir le caillot débuter au niveau des confluents veineux, elle n'a rien que de très naturel, les lésions artérielles et les lésions veineuses affectant pour ces points une prédilection manifeste, sans qu'il y ait à en chercher l'explication dans un ralentissement de la circulation, dont le rôle apparaît de plus en plus comme phénomène d'ordre tout à fait secondaire. N'est-ce pas plutôt un phénomène semblable à celui des localisations valvulaires endocardiaques, du fait du frottement plus grand, en ce point, exercé par le courant sanguin?

Ce que nous avons dit du renforcement de l'impulsion cardiaque pour la progression du sang veineux, du fait du lac sanguin plantaire, du cœur veineux dont nous avons signalé l'existence et le mécanisme, a-t-il quelque chose à voir avec la loi de Lancereaux et les localisations thrombosiques? Nous devons répondre négativement, en ce sens que la phlébite est une manifestation morbide qui admet généralement un état antérieur ayant nécessité le repos. Il n'en sera plus de même lorsque nous aurons à envisager les embolies, surtout celles du début de la phlébite, qui se produisent brusquement lorsque se lève une femme récemment accouchée, chez laquelle une phlébite légère a passé inaperçue, et a déterminé la formation d'un caillot peu adhérent, incomplet, facile à détacher ou à fragmenter.

D'un autre côté, Œttinger défend, dans une certaine mesure, la loi de Lancereaux en disant qu'il y a entre la thrombose et la phlébite suppurée, telles que les comprenaient les anciens, toute une série graduée de types morbides que la pathologie infectieuse nous permet aujourd'hui de rattacher les uns aux autres en une série ininterrompue.

De ce rapide examen il résulte que, si l'anatomo-pathologie nous renseigne sur les faits de l'évolution de la phlébite thrombosique, elle doit céder le pas à la clinique pour la détermination et le classement étiologique et l'évolution des formes phlébitiques et périphlébitiques si diverses que l'observation nous révèle.

Mais, avant de quitter l'anatomo-pathologie, nous voudrions lui demander de nous montrer comment on doit rattacher les lésions de la phlébite aiguë à celles de la phlébite chronique et des dégénérescences du tissu veineux, et les liens de ces dégénérescences avec l'état variqueux.

Les altérations et jusqu'à l'inflammation des parois des veines subissent à un si haut degré l'influence héréditaire que l'on a pu justement parler des phlébites familiales; pour les varices, le fait est pour ainsi dire constant. A leur début, elles sont alors un état

engendré par une étiologie de faiblesse de tonicité,
d'hypotonie, de nutrition défectueuse qui affirment
absolùment la chronicité acquise.

La constitution de la paroi de la veine révèle, d'ailleurs, ses causes de faiblesse relative si on la compare à
celle de l'artère. La membrane interne, l'endophlèbe, ne
présente pas de différenciation notable d'avec l'endar-
tère; quant à la membrane moyenne, ses fibres musculaires diffèrent beaucoup, comme richesse et topogra-
phie, suivant le siège des vaisseaux; mais le fait capital
réside dans l'absence de cette lame élastique interne,
limite rigoureuse dans les artères entre la membrane
interne et la membrane moyenne, et qui lutte longtemps
avant de se laisser envahir par le processus morbide. Elle
est remplacée par un tissu conjonctivo-élastique tout
autrement disposé à s'associer aux lésions, de quelque
côté qu'elles lui viennent, de l'endophlèbe ou de la péri-
phlèbe; celle-ci, *membrane adventice* des auteurs, con-
tient toujours les vaisseaux nourriciers qui, pour Cornil,
entrent pour une bonne part, par leur dilatation, dans le
processus de la sclérose veineuse, au point qu'il a comparé
cet îlot à un véritable tissu caverneux, ces ramifications,
poussées à l'infini dans l'intimité de la paroi extérieure
et même de la membrane moyenne, établissant une
voie facile de dérivation du sang par des conduits
accessoires à peu près parallèles au vaisseau malade,
mais, d'autre part, formant une disposition déplorable
pour la nutrition des faisceaux conjonctifs et musculaires, les seuls éléments de défense pour le vaisseau en
question. Rémy fait remarquer l'abondance du tissu
conjonctif dans le tissu veineux; il a distingué autour

de chaque faisceau musculaire des gaines conjonctives qui sont une prédisposition à la sclérose du muscle, et aussi des tractus conjonctifs qui relient la veine aux lobules adipeux voisins et même à la peau.

Dans de telles conditions, les varices à processus scléreux doivent être considérées comme une variété intéressante de phlébite chronique, au même titre que les dilatations chroniques des artères, avec sclérose et athérome, rentrent dans la série des artérites chroniques.

Les recherches de Spillmann et de son élève Thiébaut sur les veines des malades atteints d'artério-sclérose prouvent l'analogie, sinon l'identité, des altérations artérielles et veineuses. Les gros troncs veineux sous-diaphragmatiques sont souvent, d'après ces auteurs, le siège de lésions diffuses, ou réunies en foyers; on y trouve des plaques gaufrées, des plaques blanches athéromateuses, et même des îlots calcaires qui ne diffèrent guère des placards artériels. On remarque seulement l'absence de ramollissement et de bouillie athéromateuse à leur niveau. Au microscope, la phlébo-sclérose se caractérise par une prolifération cellulaire et néo-vasculaire du tissu conjonctif fondamental des membranes veineuses, par la dilatation des vasa-vaso-rum, enfin par la tuméfaction mamelonnée de la membrane interne : autant de caractères identiques à ceux que Letulle assigne aux varices proprement dites. Pour Rémy, ces dégénérescences conjonctive et grais-seuse seraient les altérations presque uniques de la paroi des veines variqueuses; il n'a retrouvé qu'ex-ceptionnellement les plaques blanches calcaires carac-téristiques admises par Cornil.

Au début, ce serait le plus fréquemment l'hypertrophie compensatrice des fibres lisses, analogue à
l'hypertrophie cardiaque de lutte; plus tard, apparaî-
trait la myosite interstitielle hypertrophique où le tissu
conjonctif prend des proportions très considérables.
Mais, pour ces deux auteurs, il faut laisser une large
place aux dilatations des vasa-vasorum autour desquels
Rémy a souvent trouvé des *foyers inflammatoires
péricapillaires*; et le processus conduit de proche en
proche à la phlébo-sclérose, à laquelle peut s'associer
la dégénérescence graisseuse.

On peut donc dire avec Letulle que ces varices ne
sont que des veines atteintes de phlébite chronique
avec distension forcée de l'organe, et dont les parois
ont été affaiblies par la destruction des fibres musculaires et des trousseaux élastiques de soutènement.
L'identité se poursuit jusqu'aux phlébo-scléroses ac-
compagnées de rétrécissement, et non plus d'ectasie,
de la lumière vasculaire. Cette forme de phlébite sté-
nosante n'est pas aussi rare que l'artérite homologue,
mais l'histologie n'en est pas encore bien fixée.

Dans ces conditions, il nous paraît nécessaire de distinguer, en anatomie pathologique, les varices à processus scléreux des simples dilatations vasculaires,
qu'elles soient le produit de tension veineuse exagérée
pour une paroi à résistance normale, soit même que
cette paroi facilite la production ectasique par un degré variable d'hypotonie. Ici nous trouvons des formes
presque exclusivement cliniques, parmi lesquelles nous
aurons à faire rentrer les cas d'induration relatés par
Duponchel sous le nom *d'induration des veines péri-*

phériques, ceux classés par Letulle sous la rubrique *d'induration chronique circulaire des veines périphériques,* ceux étudiés par Hermann Schlesinger, de Vienne, sous la dénomination de *phénomènes veineux idiocrasiques.* Mais, au point de vue anatomo-pathologique, cette contraction, qui a paru à Letulle avoir créé une lésion de contracture permanente où la veine transformée en un cordon induré comme une artère contractée, à lumière étroite, festonnée, à parois rigides caractéristiques, dont le plissé est formé par la membrane interne épaissie, exempte de caillots, s'est présentée à Schlesinger et à Maunaberg comme un état de contracture passagère pouvant disparaître par l'extirpation sur le malade vivant et également après la mort.

Dans certains cas, Letulle a trouvé un état fibroïde des vaisseaux, nous dirons qu'il y a des indurations sans lésion anatomique appréciable, des spasmes, de l'éréthisme veineux, des phénomènes d'hypertonie.

Pour l'évolution des veines scléreuses, il reste donc acquis que leurs lésions typiques doivent les faire considérer comme une variété de phlébite chronique diffuse que Letulle nous montre subissant des irritations fibroïdes, partielles le plus souvent, le canal variqueux cédant dans les intervalles; puis, ce tissu fibroïde mal nourri, s'organisant mal et succombant dans la lutte; d'où calcification des parois veineuses appréciable au doigt, avec placards ligneux, fibroïdes, suivant le mode scléro-athéromateux artériel, ou dépôts de masses calcaires avec formation de phlébolithes, de calculs veineux que complète souvent un coagulum sanguin enchatonné dans l'ampoule vasculaire; enfin, se complé-

tant d'adhérences avec les tissus voisins et de sclérose
consécutive du tissu cellulaire périveineux qui s'épais-
sit parfois d'une manière prédominante.

Tout ce processus peut s'accompagner d'inflammations périostées, avec lésions hyperostosiques, de rupture variqueuse se compliquant de phlébite variqueuse
thrombosique, de périphlébite aiguë, avec pigmen-
tation indélébile des téguments, même formation de
collection purulente, ou de délabrement atonique, facteur d'ulcère variqueux naissant sous l'influence des
troubles nutritifs complexes auxquels sont condamnés
les tissus arrosés par des veines malades, et parmi lesquels les travaux de Gombault et Reclus, ceux de
Quénu, ont montré qu'il y avait à tenir compte de l'état
des filets nerveux de la région souvent enflammés,
sans qu'il soit possible de spécifier si la névrite précé-
dait l'altération des veines, ou si elle n'était que secondaire et faisait partie des troubles survenus sous l'influence de la mauvaise nutrition locale par suite de la
mauvaise circulation du sang, où l'athérome artériel
joue très souvent un rôle.

Enfin, comme phénomènes anatomo-pathologiques
du processus variqueux, on voit encore apparaître les
érythèmes eczématoïdes, les pigmentations de la peau,
les poussées de lymphangites érysipélatiformes, de der-
matites subaiguës, chroniques, scléreuses, des veines
variqueuses avec le type atrophique et le type hypertrophique, scléroses diffuses annulaires et cylindriques
à côté desquelles Thibierge a placé une forme à lésions
circonscrites rappelant l'aspect des plaques de scléro-
dermie.

CHAPITRE III

ÉTATS VEINEUX NON INFLAMMATOIRES

Progression variqueuse et hypotonie. — Hypertonie et éréthisme veineux douloureux. — Phlébalgies. — Adipose douloureuse.

Parmi les obstacles à la circulation du sang dans le système veineux il en est qui sont, pour ainsi dire, des actes physiologiques. Au niveau des anneaux fibreux intra-musculaires dans lesquels passent certaines veines, il est évident que la constriction de ces anneaux par l'effort musculaire a pour effet de retarder l'écoulement du sang dans les veines et d'exagérer pendant un temps variable leur résistance élastique, de déterminer la mise en tension plus ou moins prolongée de leurs parois. Mais, tout physiologique que puisse être cet acte, il n'en est pas moins vrai que les parois des veines subissent le contre-coup de cette pression exagérée; elles subissent le coup de bélier musculaire et thoraco-abdominal de Delore; cette tension pourra avoir une durée consécutive variable, et le tissu veineux aura une tendance à céder dans le sens de l'élargissement de calibre du vaisseau, il se produira de l'ectasie.

Si cet élargissement se manifeste, si l'élasticité normale de la paroi est vaincue de telle sorte que la dilatation soit permanente, ce sera le début de l'état variqueux qui, plus tard, se compliquera d'insuffisance des
valvules; celles-ci ne rempliront plus leur office de divi-
ser la colonne sanguine, de s'opposer au refoulement
du sang, de présider à sa distribution méthodique
dans le système veineux. Puis apparaîtra l'élongation
du vaisseau déterminant la formation de flexuosités,
tandis que la dilatation aura créé des ectasies ampou-
laires. Débutant d'ordinaire aux membres, régions les
plus disposées à subir la détermination variqueuse, et
par les veines profondes, la progression variqueuse
gagnera les veines superficielles, tendra à se généra-
liser suivant les prédispositions individuelles, à apparaître dans certains points de l'organisme où les causes
de troubles circulatoires seront plus importantes.

Les varices ne sont pas toujours, à leur début, un état
dont l'étiologie implique la faiblesse de tonicité, de
nutrition défectueuse. D'après la définition de Letulle
les varices désignent, en clinique, la dilatation permanente, ou tout au moins prolongée des veines superficielles ou profondes, que cet état pathologique soit,
ou non, appréciable à nos moyens habituels d'investiga-
tion. Or, ajoute-t-il, bien que la distinction qui va suivre
n'ait rien d'absolu, il est bon de reconnaître, au point
de vue anatomique, deux variétés de varices : celles
qui résultent de la distension forcée des parois veineuses par un obstacle invincible au débit de leur contenu, et celles qui se produisent sous l'influence d'un
affaiblissement de la tonicité des couches musculeuses

du vaisseau par asthénie symptomatique (altération matérielle des tissus constitutifs de l'organe). La différence reste, un certain temps au moins, capitale puisque, dans le premier cas, tout peut rester dans l'ordre, l'obstacle une fois levé, alors que les lésions histologiques causant les varices dites diathésiques sont irrémédiables et progressives.

Telle est, en effet, la distinction à établir entre les varices dites *par effort*, la dilatation forcée des veines à parois physiologiquement normales, et les varices par hypotonie constitutionnelle du tissu veineux, la grande classe des varices héréditaires. Dans celles-ci il est d'ailleurs nécessaire d'admettre des degrés, de ne pas accorder la même valeur hypotonique aux parois veineuses vaincues par des causes efficientes de longue durée, ou répétées, comme celles que créent certaines professions, et à celles qui révèlent dès l'enfance une tendance ectasique manifeste.

Il n'est donc pas logique d'incriminer au même titre dans la pathogénie variqueuse la station verticale habituelle et la contracture prolongée des muscles de la jambe qu'elle nécessite, les mauvaises positions dans la station assise sur des sièges défectueux, avec ou sans tension des muscles, et les marches forcées. Si la marche normale même prolongée associée à un entraînement régulier provoque rarement, et seulement chez les prédisposés, l'état variqueux, les marches forcées peuvent devenir nuisibles par les contractions musculaires exagérées qu'elles engendrent, et par le surmenage musculaire et les effets locaux sur la circulation qu'il produit. C'est la marche physiologique produite

par les contractions musculaires régulières et également
physiologiques qui constitue l'action du cœur veineux
dont nous avons parlé.

Toujours est-il que l'hypotonie domine le processus
variqueux, et cette hypotonie, dans nombre de cas, ne
se limite pas à celle du tissu veineux; nous avons déjà
insisté ailleurs sur le syndrome des *hypotonies multiples*. L'hérédité pour le système veineux peut difficile-
ment être comprise comme celle du système artériel
qui a fait écrire à Huchard la dénomination d'aortisme
héréditaire; dans le tissu veineux l'activité musculaire
domine; dans le tissu veineux c'est la passivité élastique. Cependant ce sont aussi les arthritiques qui ont,
avec une fréquence très grande, de la phlébectasie, et
qui présentent les réactions inflammatoires et non
inflammatoires du tissu veineux. Suivant les régions,
le processus variqueux conduira aux varices des membres, aux hémorroïdes, aux varicocèles, aux varices du
plexus veineux péri-utérin, etc., et cette tendance, plus
ou moins généralisée, est la conséquence d'un défaut
de résistance originel du tissu veineux. Pour Le Gendre,
cette infériorité acquise doit être rapportée d'une façon
générale à la faiblesse congénitale et héréditaire du
tissu musculaire lisse; la gastrectomie et l'atonie intestinale, la facilité avec lesquelles apparaissent les ver-
getures étant des traits communs aux membres de
certaines familles. Reynier va plus loin, et, adoptant
notre terme d'hypotonie, il l'applique même aux difficultés que peut trouver le chirurgien à lutter contre
cette tendance à refaire, par exemple, un plancher
périnéal.

Si notre terrain d'observation nous a permis d'étu-
dier de près le groupement du syndrome des hypotonies multiples, c'est par l'élément vasculaire qu'il
s'est d'abord présenté à nous, par ces sujets jeunes à
réseau veineux large, étalé, flasque pour ainsi dire,
dont le tissu révèle de l'insuffisance tonique, candidats
à la progression variqueuse hâtive et à la phlébalgie
ectasique, sujets d'hérédité manifeste et nettement
arthritique, le plus souvent même neuro-arthritique,
neuro-arthritiques eux-mêmes, quelques-uns ayant subi
de très bonne heure, et pour des causes mal définies, des
poussées de phlébite, de péri-phlébite le plus souvent
subaiguës, parfois de nature évidemment infectieuse,
plus fréquemment sous une influence rhumatismale
vague. Notre attention éveillée sur ces faits, nous avons
recherché chez eux le syndrome des hypotonies multiples, et nous l'avons presque toujours retrouvé avec ses
quatre facteurs constitutifs : vasculaire veineux, articulaire, viscéral gastro-intestinal, nerveux. Ces sujets,
en effet, ont souvent présenté à l'âge de la croissance,
en outre de la flaccidité du tissu veineux, des épanche-
ments intra-articulaires, de la dilatation gastrique et
intestinale, cæcale en particulier, origine de constipation et de poussées d'appendicite par coprostase, enfin
de manque de résistance de l'action nerveuse jointe à
une sensibilité exagérée.

Ici toutes les causes favorisant l'ectasie veineuse et
la progression variqueuse agissent très vite, la grossesse
en est une importante. Mais, à ce point de vue, l'action
de la grossesse est complexe; ce ne sont pas, en effet,
seulement les veines originelles de la veine cave infé-

rieure qui peuvent être ectasiées secondairement à la compression des veines iliaques et honteuses, ainsi que les hémorroïdales ; ce processus, évident après les premiers mois, ne s'applique pas aux varices de la jambe ou de la vulve se montrant presque au début, ni ne peut être incriminé comme cause unique d'une hypertension veineuse généralisée ; il y a de plus à invoquer l'afflux énorme du sang dans les organes pelviens et les actions réflexes vaso-motrices secondaires à l'imprégnation ovarienne.

De même les affections chroniques du foie, les maladies du cœur, produisent, à distance, la dilatation des veines hémorroïdales aussi énergiquement que fait la pléthore abdominale commune chez les goutteux, les diabétiques, et parmi les populations des pays orientaux voués à la constipation et aux poussées congestives du foie et de la rate.

Nous avons dit plus haut qu'à l'activité musculaire artérielle pouvait être opposée la passivité élastique veineuse. Il y a cependant des faits qui paraissent en contradiction avec cette passivité absolue, et, si nous venons de montrer que la paroi hypotonique était corrélative à une hypotonie nerveuse, l'influence nerveuse peut agir sur le tissu veineux dans un sens tout opposé, celui de l'hypertonie, de la contractilité, du spasme. Le spasme de la paroi veineuse est bien connu des chirurgiens qui l'observent, en particulier dans l'opération du varicocèle ; Rémy rapporte des faits de contractilité semblable réveillée sur des varices au contact du bistouri ; il a vu une saphène de la grosseur du doigt se contracter jusqu'à n'être plus que du calibre d'une plume de corbeau. Ce spasme qu'un agent extérieur, un traumatisme produit ainsi, peut aussi se manifester sous une influence pseudo-physiologique telle qu'une réaction purement nerveuse ou une irritation de l'endophlèbe sous l'influence de l'adultération du liquide sanguin que renferme certaines toxines, de l'acide urique. Ce serait, dans ce cas, une réaction n'allant pas jusqu'au processus inflammatoire tel que Rendu l'invoquait dans certaines manifestations du rhumatisme veineux.

Ce phénomène d'hypertonie semble expliquer tout au moins une partie de ces faits restés un peu diffus qui ont été rapportés sous diverses dénominations : induration des veines périphériques par Duponchel, induration chronique insulaire des veines superficielles des membres par Letulle, phénomènes veineux idiocrasiques par Hermann Schlesinger (de Vienne), par nous sous le vocable d'éréthisme veineux douloureux. Ces faits se rapportaient les uns à des sujets atteints de surmenage musculaire, les autres à des cachectiques tuberculeux, certains à des états infectieux aigus ; dans certains cas, l'induration était d'une durée assez longue mais indolore ; dans d'autres cas, ayant trait aux états aigus, on a posé le point d'interrogation de périphlébite ; Letulle a retrouvé parfois une induration fibroïde. Aussi devons-nous mettre à part ces faits de ceux où le spasme passager ne laisse persister aucune induration, quelquefois même est suivi de flaccidité hypotonique ; ils s'observent chez des rhumatisants, chez des nerveux, le plus souvent chez des neuro-arthritiques ; ils s'accompagnent de phlébalgie, c'est à eux que nous avons

réservé la désignation d'éréthisme veineux douloureux.
Hâtons-nous de dire qu'ils ne faut pas confondre les
crises de phlébalgie avec hypertonie avec celles où la
turgescence seule, sans induration, se manifeste, et qui
se rapprochent alors des crises de phlébalgie hypotonique.

Il reste un fait sur lequel il y a lieu d'attirer l'attention, nous voulons parler des rapports de l'adipose
douloureuse et d'un état variqueux qui paraît lui être
spécial. C'est un phénomène très fréquent que celui de
la sensibilité cutanée extrême chez certains sujets
atteints d'ectasie veineuse et surtout avec hypotonie ;
d'autre part ces mêmes sujets offrent généralement
une telle minceur des parois veineuses que le moindre
choc, une pression, un frottement, peut déterminer
une ecchymose accompagnée de vive douleur. Dans
l'adipose douloureuse, on a relevé les phénomènes de
troubles vaso-moteurs, des hémorragies (épistaxis, hé-
matémèse, métrorragies, ecchymoses cutanées); sans
vouloir attribuer à l'état variqueux une place trop
importante dans le syndrome, nous croyons pouvoir
dire qu'il mérite d'y être recherché, ou, si l'on veut,
qu'il y a une forme d'adipose douloureuse qui se complique d'un état variqueux particulier, les veinules
ectasiées en forme d'ampoule occupent les lacunes du
tissu adipeux, et, sous des influences difficiles à bien
déterminer, outre des phénomènes de stases plus ou
moins étendues, quelques-unes de ces ampoules viennent à se gonfler, à se distendre au point d'éclater, de
produire ces ecchymoses observées. Ce sont de petits
coups de fouet veineux s'accompagnant de douleur

vive et pendant l'acte purement congestif et au moment
de leur rupture. D'ailleurs il ne faut pas perdre de vue
que certains symptômes de l'adipose douloureuse :
sensation de courant d'eau chaude, vers rampant sous
la peau, sensations de décollement de la peau, de froid
dans les articulations, se retrouvent dans les états
veineux et y voisinent avec la phlébalgie.

CHAPITRE IV

ÉTATS VEINEUX INFLAMMATOIRES AIGUS, SUBAIGUS

Endophlébites. — *Périphlébites.*

L'anatomie pathologique ne donne pas une idée réelle de la richesse, de la diversité cliniques des manifestations pathologiques du système veineux. Les lésions macroscopiques ou microscopiques qu'elle révèle ne sont guère que celles de la phlébite aiguë septique, et de la phlébite chronique à allure sclérosante. Mais la clinique révèle, entre les processus pathologiques de ces deux formes typiques des lésions des inflammations aiguës et chroniques, une série de faits intermédiaires assez distincts les uns des autres pour permettre un certain classement : ou l'endophlébite oblitérante type ne se retrouve plus ; ou elle peut être remplacée par de la périphlébite ; ou même l'oblitération peut se produire par un procédé de dépôt sédimentaire n'impliquant qu'une douteuse réaction inflammatoire de la paroi vasculaire, formes bâtardes aux allures capricieuses où l'étiologie constitutionnelle tient la principale place. Elle montre encore des faits où la cause septique infectieuse bien apparente n'amène qu'une évolution subaiguë pseudo-apyrétique qui la rapproche de l'évolution de certaines formes précédentes, faits sans doute de virulences figurées modifiées, atténuées, à moins que la prédisposition de terrain n'ait au contraire amené une manifestation phlébitique là où des virulences figurées, trop faibles par elles-mêmes, n'auraient pas suffi à la produire sur un terrain moins favorable, et alors auraient déterminé en même temps l'allure spéciale de la maladie. Puis, à côté de ces formes encore inflammatoires dans une mesure plus ou moins amoindrie jusqu'à la simple irritation, la congestion fluxionnaire, viennent se placer les manifestations douloureuses, névralgiques, spasmodiques, atoniques dont nous venons de parler, où l'inflammation est tout à fait étrangère, et où encore l'étiologie donne la clef de la situation. En étudiant de près ces faits on reconnaît que, s'il y a un terrain indiscuté d'évolution de la chronicité de la pathologie veineuse, ce terrain se retrouve avec une fréquence remarquable jusqu'en tête des états aigus, et que, si l'on a pu parler avec juste raison de la phlébite *familiale*, on peut en reconnaître les manifestations dans les faits où le rôle infectieux paraît le plus évident; dans la puerpéralité par exemple.

La virulence, d'après Roux, est l'aptitude des microbes à se développer dans le corps des animaux et à y sécréter des toxines. Ce sont les conditions qui les rendent pathogéniques; il faut que des conditions particulières se présentent pour que certains microbes dangereux deviennent offensifs. En dehors d'elles leurs aptitudes à la virulence restent à l'état virtuel. Mais le

4

professeur Guyon a aussi démontré que les stases ont
une action sur la virulence microbienne : la rétention
d'urine rendant bientôt la vessie réceptive, — la rétention intestinale déterminant l'hypervirulence des microbes contenus ; — la mise en tension des parois a par
elle-même une action semblable. Il est facile d'assi-
miler à ces faits ce qui se passe dans le système
veineux où la stase et la mise en tension des parois se
présentent souvent à l'observation ; à elles seules elles
augmenteraient la virulence des agents infectieux contenus dans le sang au point de provoquer une détermination septique là où ces agents ne la produiraient pas
sans ce concours de circonstances. Quoi qu'il en soit,
nous avons vu par l'anatomie pathologique ce qui se
passe dans la veine infectée ; nous ne reprendrons pas
ici la description classique de la phlébite infectieuse,
de la phlegmatia alba dolens, nous voulons seulement
indiquer les formes phlébitiques qui s'en écartent par
l'atténuation des phénomènes infectieux et celles qui
revêtent des allures spéciales.

OEttinger, dans le *Traité de médecine*, a écrit son
chapitre de la *Phlébite* en lui faisant comprendre la
thrombose veineuse marastique, c'est-à-dire la phlegmatia alba dolens, la thrombose des cachexies et des
fièvres, à côté d'autres lésions veineuses dans lesquelles
l'infection joue, dit-il, un rôle moins certain, et où
l'altération primitive de la veine, plus sensible, plus
visible, n'a jamais été mise en doute, telle par exemple
que la phlébite goutteuse, la phlébite syphilitique, la
phlébite des variqueux, etc., et cet auteur a résumé
son étude des phlébites médicales dans un classement

en deux grandes catégories : les *phlébites infectieuses* et les *phlébites constitutionnelles.* D'un autre côté Vaquez a commencé son mémoire sur la phlébite des membres en déclarant que le temps était venu où l'on pouvait présenter une étude de la phlébite sans tenir compte des dénominations dissemblables que l'on avait cru devoir attribuer à ses modalités étiologiques ou cliniques; que, pour tant que la phlébite évolue rapidement ou lentement, à la suite d'un traumatisme, sous l'influence d'un processus infectieux, ou du fait de certaines actions toxiques, cela ne saurait expliquer les titres différents qu'on lui donne; et que l'on peut ranger dans une même étude les phlébites dites chirurgicales, puerpérales, les thromboses médicales ou spontanées, etc., car ce serait, dit-il, faire œuvre artificielle que de vouloir les maintenir dans des catégories spéciales, la différence étiologique constituant seulement des modalités cliniques pour lesquelles une épithète suffit.

Or, c'est précisément parce que l'étiologie constitue des modalités essentiellement cliniques que nous pensons qu'il y a lieu de les distinguer, puisqu'en demandant à l'anatomie pathologique l'explication de ces faits, la distinction disparaît, l'endophlébite oblitérante n'étant qu'une des formes des manifestations, même aiguës, de l'inflammation veineuse, et qu'elle ne peut s'adapter à l'étude de phénomènes subaigus passagers.

Il faut en outre reconnaître que la thermalité ne commande pas nécessairement toutes les formes de phlébite, de périphlébite, de thrombose veineuse, elle peut-être totalement absente, ou se manifester pendant

un temps très court au début d'une poussée, quitte à
reprendre de même avec une nouvelle poussée dans
certaines phlébites ou périphlébites. De même elle ne
correspond pas toujours à l'importance de la localisation ou de la lésion en voie de formation : telle phlébite
puerpérale, telle localisation de phlébite d'un gros
vaisseau pourra évoluer avec une très faible thermalité, s'établir insidieusement, tandis que des allures
infectieuses bruyantes pourront accompagner une localisation sur un petit vaisseau.

Il est certain, d'ailleurs, que l'infection microbienne
directe occupe une place importante comme cause dé-
terminante dans la pathogénie des phlébites. Toute infection, qu'elle soit généralisée ou localisée, détermine
ses phlébites ; c'est ainsi qu'on a vu apparaître celles
de l'influenza, celles de l'appendicite. Dans les phlébites chirurgicales la chose n'est plus discutable ; de
même dans les phlébites suraiguës hyperinfectieuses
où les tuniques infiltrées sont bourrées de micro-organismes que charrie également le liquide sanguin.
Vaquez a noté la présence de micro-organismes dès la
période préoblitérante, au niveau même du dépoli où
se forme le bourgeon charnu ; les recherches affirma-
tives publiées par les auteurs les plus compétents affirment le processus infectieux ; l'allure de certaines
phlébites, franchement aiguës, en est elle-même la signature. Quelle que soit aussi la valeur étiologique du
terrain, il est certain qu'un nombre considérable de
phlébites aiguës, ordinairement secondaires (convalescence d'une maladie infectieuse, cachexies tuberculeuse, cancéreuse, chlorotique, cardiopathies chro-

niques, etc.) ressortissent à une infection pariétale de
la veine causée par l'une quelconque des familles microbiennes connues et banales ; la preuve en a été
fournie maintes fois, affirme Letulle.

Il y a cependant ici un point de controverse intéressant à noter, c'est celui qui touche l'influence prépondérante, admise par certains auteurs, des lésions infectieuses des vasa-vasorum. On a pu, en effet, rencontrer
les microbes pathogènes non seulement à la surface de
l'endophlèbe (partie adhérente du caillot), mais encore
dans la mésophlèbe et dans la membrane adventice,
y compris les vasa-vasorum. Ces vaisseaux, dans quelques cas, se montrent bourrés de germes, et, dans
d'autres, totalement oblitérés, eux aussi, par une thrombose jugée contemporaine, consécutive, ou même pré-
existante suivant les circonstances. Mais Letulle
n'admet cette opinion doctrinale que sous bénéfice
de faits plus démonstratifs; il lui paraît aussi simple
et plus logique de supposer que les germes pathogènes trouvés dans les parois d'une veine proviennent
de sa cavité qu'ils tendent à quitter en vertu d'une
action diapédétique accordée, d'ailleurs, à la plupart
des microbes; et il trouve logique de penser que
les substances toxiques, incessamment véhiculées dans
le sang au cours des maladies aiguës infectieuses, sont
capables d'adultérer la membrane interne des veines
aussi bien que les germes pathogènes eux-mêmes; en
d'autres termes, une phlébite, dit-il, survenant pendant
le cours d'une maladie infectieuse, peut n'être qu'une
manifestation de la toxicité du sang, sans qu'aucun
microbe ait eu à intervenir mécaniquement *loco do-*

lenti. Ces questions très délicates sont encore à l'étude; elles ne comportent donc pas une solution presque immédiate, mais elles ont un très grand intérêt clinique en ce sens qu'elles expliqueraient le lieu de localisation de phlébites que leur étiologie faisait, au premier abord, différencier beaucoup, telles que celles de la puerpéralité, des rhumatismes aigu, subaigu, chronique, de la goutte, de la syphilis, etc.

Nous retenons donc cette interprétation de Letulle qui nous semble se confirmer par de nombreux faits cliniques et répondre dans bien des cas à l'étiologie de terrain, et nous disons que la phlébite n'est une ni dans son étiologie, ni dans son processus endophlébitique, périphlébitique, et nous pensons que l'on doit, sauf dans certaines manifestations suraigües, admettre l'action simplement irritative de la membrane interne du vaisseau par la toxicité du liquide sanguin véhiculé, dans des états veineux qui ne comportent pas de lésions plus importantes que la congestion, phénomène réflexe de cette irritation.

L'étude clinique des processus inflammatoires dans le système veineux doit être envisagée distinctement dans les deux formes, aiguë et chronique, leur évolution pouvant tout au plus les relier à un certain point et précisément dans les terrains prédisposés à la chronicité; mais ce sont alors de tout autres lésions qui apparaissent que celles qui sont l'apanage de l'état aigu.

Vaquez a dit, avec juste raison, que, dans la constitution et la disposition d'une phlébite aiguë, celle des membres étant prise pour exemple, il importe d'examiner dans sa presque totalité le système veineux du

membre atteint. Mais si, comme il l'affirme, il n'est
plus suffisant de connaître si la fémorale, l'axillaire
sont oblitérées, cette constatation, suffisante pour
confirmer le diagnostic clinique, n'autorisant aucune
déduction anatomique sur le siège primitif de la phlébite, ni sur les lésions qui l'ont provoquée, il faut reconnaître que, dans bien des cas, l'examen le plus mi-
nutieux n'autorise à conclure que d'une façon problé-
matique sur le point de début de la lésion, sur la longueur du trajet de la veine enflammée, sur l'importance
du caillot constitué. L'œdème rendra bien souvent difficile, impossible même, la constatation exacte du
caillot, et nous ne sommes pas de ceux qui voudraient
conseiller, dans les débuts de la maladie, de pousser
bien loin cette recherche, qui n'a d'ailleurs, alors,
qu'une curiosité de précision diagnostique.

A défaut de l'examen direct, la localisation de l'œ-
dème, son importance, sa marche permettent d'apprécier parfois, pour les besoins du diagnostic et même
souvent du pronostic, la localisation de la phlébite,
dont le point de début correspond souvent à celui
d'une douleur perçue; mais l'œdème dépend de causes
directes telles que la facilité des voies en retour, l'état
constitutionnel du sujet. Le pronostic a aussi à utiliser
cette notion que l'état infectieux aigu n'admet guère
la *restitutio ad integrum* mais conduit à l'oblitération
définitive, tandis que le retour à la perméabilité peut
se produire surtout dans des états subaigus, ou totalement apyrétiques, généralement manifestations d'états
constitutionnels où l'œdème lui-même peut n'être que
la conséquence du rétrécissement momentané du ca-

libre du vaisseau par épaississement congestif de la paroi.

La thermalité juge surtout la nature et le degré de virulence de l'état infectieux, avec les réserves que nous avons faites.

C'est ici que nous devons placer l'examen de l'évolution du rhumatisme veineux qui, pour nous, est le plus souvent constitué par de la périphlébite, de la fluxion du tissu vasculaire, sans lésion de l'endophlèbe. Nous disons donc qu'il nous paraît nécessaire de séparer nettement la phlébite rhumatismale, complication du rhumatisme aigu qui a toutes les allures de la phlébite infectieuse y compris la détermination de la lésion endophlébitique et la tendance oblitérative, du rhumatisme veineux dont la thermalité est peu accentuée ou absente et qui est la manifestation du rhumatisme subaigu et revêt le plus souvent le processus périphlébitique. Nous distinguons aussi le rhumatisme veineux de la phlébite goutteuse, en admettant plus particulièrement pour la genèse de celle-ci l'action irritative de l'acide urique qui, contenu dans le sang, peut créer des dépôts uratiques dans les replis valvulaires, sur les parois de la veine, dépôts friables, produisant les phlébolithes, origine facile de petites embolies.

Enfin nous rapprochons de la phlébite goutteuse la phlébite syphilitique qui, à part celle due à l'infection de voisinage d'une gomme suppurée, est, le plus souvent, la manifestation de la période secondaire, et a les allures endophlébitiques.

Cependant nous ne voulons pas dire que l'étiologie

rhumatismale subaiguë et goutteuse puisse se différencier nettement par le processus endo et périphlébitique, et il y a des cas qui paraissent enjamber une
délimitation que l'on voudrait faire trop exacte.

A ces trois formes à marche subaiguë appartiennent
le processus des poussées successives, migratrices, et
des faibles thermalités.

Le diagnostic différentiel entre l'endophlébite et la
périphlébite est parfois fort difficile; l'examen direct peut
permettre, pour une veine superficielle, de constater
l'augmentation de calibre impliquant la périphlébite,
mais pour les vaisseaux profonds ce phénomène n'est
plus appréciable.

Nous insistons donc sur ce fait que toutes les phlébites et périphlébites aiguës et subaiguës peuvent voir
leur évolution favorisée par une prédisposition de
terrain, prédisposition héréditaire; que cette prédisposition se manifeste surtout dans ce qu'il a été naturel
d'appeler les phlébites constitutionnelles, celles du
rhumatisme, de la goutte; que cette prédisposition est
si évidente qu'elle a pu donner lieu, chez certains
sujets, à des phlébites suites de traumatisme à distance,
comme une phlébite de la saphène externe à la suite
d'une contusion de la hanche, par exemple.

Cette prédisposition nous l'étudierons de plus près
dans le chapitre suivant, et nous dirons qu'elle se trouve
liée au syndrome des hypotonies multiples et aux
progressions variqueuses.

Que devient donc en tout ceci le rôle de l'infection?
L'état actuel des connaissances microbiologiques ne
permet pas une réponse nette, et nous ne pouvons que

répéter ce que nous avons déjà plus d'une fois avancé, qu'il nous paraît logique d'admettre que la part de l'infection microbienne peut disparaître même dans certaines petites phlébites de la période puerpérale qui évoluent sans thermalité à la manière des phlébites constitutionnelles, chez des sujets prédisposés par l'hérédité; que ces phlébites, comme les phlébites constitutionnelles, comme les phlébites traumatiques, peuvent avoir leurs points de départ dans la présence de virus constitutionnels ou dans des virulences figurées atténuées, et il est remarquable que ces phlébites et périphlébites à allures subaiguës ont une prédisposition élective pour les petits vaisseaux suivant le même mode de localisation que les phlébites goutteuses, syphilitiques, etc.

Il faut dire aussi que si certaines phlébites paraissent devoir se ranger dans la pathogénie de la cachexie, comme celle de la tuberculose, du cancer, il n'en est pas toujours ainsi, et qu'il faut faire une place aux manifestations phlébitiques que l'on pourrait appeler prétuberculeuses, précancéreuses tellement elles se lient aux phénomènes de début de ces affections.

La maladie chronique d'emblée ne doit pas exister, l'organisme lui-même cherche à lutter contre cette tendance. C'est ce pourquoi l'on devient malade, ce pourquoi aussi on reste un malade, qui forme l'étude de l'étiologie et de la pathogénie des maladies aiguës d'abord, puis de leur tendance et de leur passage à la chronicité.

Dans l'évolution vers la chronicité, on peut considérer un stade auquel se serait arrêtée la maladie; mais tel n'est point souvent, et pour des causes diverses, l'ordre des choses; tout au contraire, la cause efficiente continue d'agir, se répète, l'équilibre ne peut être obtenu, ou il est de nouveau rompu; les troubles fonctionnels se renouvelant, augmentant, la maladie marche vers l'aggravation continue, vers la chronicité. Il en est ainsi dans l'évolution de phlébites et périphlébites récidivantes, et surtout dans le processus variqueux.

Nous reconnaissons le plus souvent dans le processus variqueux un *locus minoris resistentiæ*, qui, s'il est augmenté par le fait de l'ectasie variqueuse, de la stase qu'elle détermine, semble lui-même un état primitif dépendant, dans la grande généralité des cas, de la sclérose diathésique, de l'artério-sclérose. Cette parenté d'origine établit, par la chronicité, les liens de la varice et de la phlébite, la phlébo-sclérose n'étant qu'une forme de phlébite chronique, comme l'artériosclérose résume l'artérite chronique.

Sous le terme de phlébites chroniques on décrit cependant plusieurs variétés de lésions veineuses très dissemblables : reliquats d'endo-phlébites aiguës thrombosiques où l'organisation vasculaire du caillot obturateur a amené la transformation du vaisseau en un cordon scléreux complètement plein, plus souvent lacunaire; altérations chroniques d'emblée, circonscrites à la membrane interne généralisée à l'ensemble des parois veineuses, avec parois normales ou dilatées, c'est-à-dire variqueuses; induration générale des parois, avec transformation fibroïde.

De ces trois ordres de phlébite chronique l'une est la

suite de poussées phlébitiques récidivantes, et admet souvent déjà la tendance scléreuse constitutionnelle; la seconde ressortit à certains des faits d'induration dont nous avons parlé; la troisième est l'évolution chronique d'emblée; elle est le fait même de la prédisposition des tissus dans lesquels elle se produit et de l'état général du sujet, elle n'est qu'élément de processus variqueux; si quelques poussées subaiguës et même aiguës peuvent se produire au cours de son évolution, il ne nous paraît, cependant, pas possible de la différencier de la phlébo-sclérose.

CHAPITRE V

THÉRAPEUTIQUE DES ÉTATS VEINEUX

Lorsque l'on se trouve au début d'une phlébite de membre aiguë, à allure franche, deux choses doivent fixer l'attention : les dangers de la première heure ; — les conséquences tardives, les suites de la phlébite.

Les dangers de la première heure sont ceux de l'embolie, ils nécessitent l'immobilisation immédiate absolue ; mais cette immobilisation peut durer un temps plus ou moins prolongé suivant la marche de la maladie et la valeur de l'œdème qui se produira. La marche de la maladie, c'est surtout le thermomètre qui en fixera les variations, qui renseignera sur les poussées successives qui pourront se produire et qui seront plus ou moins à prévoir suivant l'étiologie de la manifestation morbide ; disons de suite que la thermalité manque dans des cas fort nombreux. L'œdème variera non seulement selon la localisation sur un vaisseau plus ou moins important, mais selon les tendances constitutionnelles, et les appropriations plus ou moins faciles et rapides des voies de dérivation collatérales du courant sanguin.

En pratiquant l'immobilisation, il faut déjà se préoccuper des suites possibles, telles que : raideurs articulaires, atrophies musculaires, rétractions tendineuses et musculaires, troubles trophiques qui, avec une tendance à l'organisation de l'œdème, sont les causes qui amènent trop souvent une impotence fonctionnelle de longue durée, quelquefois définitive, à un degré variable; c'est donc, en somme, à conserver l'intégrité de vitalité et de fonctions qu'il y a lieu de viser; les troubles circulatoires et les troubles nerveux en sont les principaux agents.

Aussi, en mettant le malade dans l'immobilisation, faut-il agir de façon à favoriser au maximum la circulation en retour, permettre la surveillance de la région et de ses fonctions. Nous ne croyons pas que les applications locales résolutives ou dérivatives aient donné des résultats bien encourageants, et nous leur préférons nettement l'enveloppement humide simple, ou avec une solution légèrement saline, le membre étant mis en bonne position dans une gouttière, ou tout au moins convenablement maintenu par des coussins; la chaleur humide et continue nous paraît le procédé le plus propre à favoriser les fonctions cutanées et le développement de la circulation périphérique.

Nous repoussons autant que possible la grande gouttière rigide pour lui préférer celle munie d'une articulation au niveau du genou devant permettre la recherche facile, et en temps utile, de la conservation des mouvements. Avec cette gouttière, la position du membre pourra être variée par l'élévation du pied, par une légère flexion du genou, autant dans le but d'obtenir la position la plus favorable que de soulager le malade.

Il faudra tout de suite se préoccuper de la position du pied pour éviter les rétractions musculaires et tendineuses.

A cela seulement doit se borner le rôle du médecin dans la première période de la maladie, celle où les dangers d'embolie sont le plus à craindre, et nous devons déjà arriver à envisager les suites de la phlébite auxquelles se relie la question si importante de ce que l'on a ici voulu trop englober sous la dénomination unique et vague de massage.

La question du massage dans les états veineux est une des plus délicates à traiter en face de deux camps nettement opposés, peut-être plus en apparence qu'en réalité, celle des abstentionnistes absolus, et celle des partisans convaincus. Nous disons : plus en apparence qu'en réalité parce qu'il nous semble que l'opposition existe surtout parce qu'on ne s'est pas entendu sur les points de pratique, sur les manipulations si distinctes, et parce que l'on a trop mis en regard, ou trop voulu rapprocher ces deux termes qui semblent s'exclure l'un l'autre : phlébite et massage.

D'abord le massage englobe, sous une seule dénomination, des pratiques absolument différentes, inverses les unes des autres, depuis la mobilisation douce, lente, prudente, jusqu'aux mouvements de gymnastique les plus accentués, les plus violents, depuis l'effleurage cutané le plus léger jusqu'au pétrissage musculaire le plus énergique, les pressions les plus profondes, les vibrations, les hachures. Il y a, de toute évidence, dans ces pratiques toute une gamme des plus étendues dont les points extrêmes n'ont aucune analogie entre eux, et n'ont pour but ni les mêmes réactions locales, ni les mêmes résultats.

Si nous prenons une phlébite infectieuse aiguë de membre, intéressant une grosse veine, avec coagulum s'étendant jusqu'à l'abouchement du vaisseau, nous sommes au point où l'embolie est le plus à craindre, offre le plus grand danger; mais déjà nous savons avec quelle rapidité se produit l'adhérence, la fixation du caillot, et la surveillance de la température nous renseigne sur la marche de la maladie, la possibilité de poussées nouvelles créant un péril nouveau. Dans ces cas, aussi, l'embolie mortelle survient presque avant que le diagnostic ait pu être affirmé; cependant des faits existent où la maladie locale ayant passé presque inaperçue, où le malade guéri en apparence, l'embolie se produit lorsque celui-ci se lève pour la première fois; il y a alors à présumer que le caillot se terminait par un chapeau non adhérent à la paroi vasculaire, qui se sera brisé, ayant pu, d'ailleurs, se former par superfétation de couches fibrineuses au-dessus du caillot primitif adhérent. Ce fragment, de volume variable, est à même de causer tous les accidents emboliques jusqu'au plus grave; les précautions les plus minutieuses auraient pu ne pas empêcher l'accident de se produire; il n'en est pas moins vrai que la connaissance de cet aléa suffit pour impliquer les mesures de grande prudence.

Il y a, d'autre part, certaines phlébites infectieuses subaiguës, variqueuses, offrant des poussées plus ou moins subintrantes qui se lient à la formation de coagulations répétées; il y a celles qui paraissent de vrais

nids à petites embolies et ont légitimé certaines interventions chirurgicales; il y a des embolies de phlébites
constitutionnelles à caillot pariétal peu adhérent; il y a
des phlébolites migrateurs.

Toutes ces connaissances conduisent à poser comme
règle qu'aucune intervention de massage ne doit être
pratiquée sur le trajet même d'une veine soupçonnée
de contenir un coagulum de quelque nature qu'il soit,
et à aucune période, si éloignée fût-elle de la manifestation originelle. Mais il y a d'autres faits à considérer;
ce sont, en première ligne, les raideurs articulaires,
les rétractions tendineuses et musculaires quelquefois
si hâtives, le plus souvent très tenaces, les atrophies musculaires, les troubles circulatoires et nerveux généra-
teurs de troubles nutritifs, de dystrophies.

Les raideurs articulaires peuvent être une des conséquences les plus fâcheuses d'une phlébite, évoluant
d'ailleurs normalement, par la tenacité, par les difficultés qu'on rencontre à obtenir leur guérison, et nous
venons de dire que, chez certains sujets, elles se produisent hâtivement, comme, chez d'autres, des se-
maines, des mois d'immobilisation n'en détermineront
presque aucune. Le terme de *mobilisation précoce* nous
paraît donc devoir être adopté comme correspondant à
une pratique nécessaire dans le traitement des phlébites; et si le médecin veut bien se borner à se rendre
compte de la tendance du malade à faire de la raideur
articulaire, et aux mouvements de mobilisation provoquée juste suffisants pour s'opposer à cette production, il ne pourra avoir à se reprocher aucune impru-
dence, et souvent se rendra compte du service qu'il

rendra à son client. Encore faut-il savoir que certains
sujets neuro-arthritiques font croire à la tendance aux
raideurs articulaires alors qu'ils ne manifestent réelle-
ment que des douleurs vives au moindre essai de mobilisation, douleurs masquant la souplesse articulaire
conservée, et disparaissant après quelques assouplis-
sements doucement provoqués. Aux raideurs articulaires il faut adjoindre les contractures, les rétractions
musculaires et tendineuses, celles des muscles du mollet
et du tendon d'Achille en particulier, autre manifestation très tenace et très difficile à guérir, et qui peut
longtemps empêcher le malade de recouvrer le libre
exercice de son membre; d'où cette autre nécessité de
placer et de maintenir le pied en bonne position. Enfin
la rétraction tendineuse s'associe parfois à la parésie
musculaire, comme celle-ci peut se manifester seule,
d'où, en particulier, la production du pied bot phlébitique; ces parésies et paralysies nécessiteront, au point
de vue du massage, des pratiques spéciales.

Maintenant, il est une autre manifestation qui inter-
vient utilement dans une période encore assez hâtive
de la maladie phlébitique, c'est celle de l'*effleurage* qui
ne doit pas être entendu ici comme effleurage des
veines en particulier, mais *effleurage cutané*. Cet effleurage lui-même doit varier suivant la situation du coagulum, la profondeur ou la superficialité de la veine
phlébitée, l'intensité de l'œdème et les effets à obtenir.
Ceux-ci sont : sédation de l'élément douleur; diminution de l'épanchement œdémateux; réveil de l'activité
cellulaire, de la nutrition locale. Agissant sur toute la
superficie du membre atteint, sur la surface de ce vaste

ganglion nerveux étalé qu'est, suivant l'expression d'A. Robin, le tégument externe, l'effleurage est, en effet, un calmant des douleurs souvent très vives qu'éprouve le phlébitique ; de plus il réveille, par action réflexe, l'acte circulatoire en retour dans les vaisseaux engorgés par l'afflux sanguin qui ne trouve plus issue par la voie oblitérée, et que l'infiltration œdémateuse a encore de la tendance à retarder. Si l'œdème est nul ou peu important, si, par conséquent, la peau est plus active, ses fonctions plus faciles à activer, les veines périphériques plus saillantes, il devra être très léger ; un peu plus appuyé en présence d'un liquide œdémateux plus abondant, atténuant les fonctions cutanées et noyant les veines périphériques dans son épaisseur ; alors il pourra même nécessiter une pression assez forte pour s'efforcer de faire circuler la sérosité œdémateuse, évitant toujours d'agir sur le trajet d'une veine enflammée, surtout si ce vaisseau n'est pas profondément situé. Fait de la sorte, ce massage a pour but de combattre, d'atténuer les déchéances nutritives.

On a prononcé et écrit la terme d'*effleurage des veines*; ce serait, à notre avis, un contresens si on voulait entendre par là une manipulation exercée sur des veines enflammées ; mais il n'en est plus de même si on comprend, comme nous, une friction très douce exercée sur des vaisseaux superficiels simplement engorgés par stase circulatoire secondaire. En outre, il trouve son emploi sédatif dans l'éréthisme veineux douloureux, dans les phlébalgies, et, peut-être, contre l'hypotonie vasculaire, toutes manifestations sans coagulations. On a voulu en faire, dans certaines circonstances, un adjuvant de la balnéation et le pratiquer sous l'eau ; nous croyons tout au contraire qu'il doit être mieux exécuté, et avec plus de fruit, le malade étant dans une position de choix, et l'opérateur bien libre de ses mouvements. L'effleurage plus ou moins appuyé trouve encore son application dans l'état veineux dont nous avons parlé comme un des éléments de l'adipose douloureuse ; ici ses résultats peuvent être très profitables.

Si nous envisageons, maintenant, les suites plus tardives de phlébites, l'emploi des diverses pratiques de la massothérapie trouve son application. En ayant toujours soin de ménager le lieu d'élection de la coagulation, que l'on se trouve en présence de troubles circulatoires, d'œdèmes tenaces en voie d'organisation, de troubles nutritifs, de raideurs articulaires, de rétractions musculaires et tendineuses, d'atrophies, de paralysies musculaires, toutes les manipulations du massage, tous les actes de la gymnastique suédoise ont leurs indications propres.

Est-il besoin d'ajouter que le choix du praticien a ici une importance primordiale ; que ce traitement relève du médecin, ou tout au moins d'un collaborateur instruit, bien renseigné sur ce qu'il a à faire et à éviter, d'une prudence reconnue.

Pour ce qui est de l'action médicamenteuse interne ou externe, nous aurons peu à dire. Dans le traitement interne des phlébites, en dehors des cas où l'étiologie est nettement goutteuse, rhumatismale, syphilitique, et, par suite, implique les médications spéciales à ces états morbides, les agents se trouvent limités à quelques antiseptiques généraux, quelques diaphorétiques et

diurétiques; chez les arthritiques sujets aux congestions passives, l'iode, les iodures, l'hamamelis pourront
être employés, avec des avantages irréguliers et incer-
tains toutefois; les phlébalgies pourront se réclamer des
analgésiques. Quant aux applications externes, nous
avons déjà dit que la révulsion ne donnait guère de
résultat dans les phlébites infectieuses; dans les périphlébites au contraire, il nous a semblé que les applications répétées de teinture d'iode, même de petits vési-
catoires ou de légères pointes de feu pouvaient arrêter
les progrès du mal; là encore les analgésiques, les
préparations salicylées auront leurs indications.

Nous nous bornerons à dire ici pour y revenir au
chapitre suivant que, dans le traitement même assez
précoce des phlébites, la balnéation donnait de très
bons résultats, en s'adressant, à défaut de la cure de
Bagnoles, soit à des bains composés selon la formule
de A. Robin qui reproduit, dans la limite de ce qui est
possible, la composition du bain de Bagnoles, soit en
employant les bains légèrement chlorurés gélatineux,
chlorurés silicatés, qui nous ont paru les meilleurs.

Depuis quelques années, la confiance inspirée aux
chirurgiens par les méthodes d'antisepsie et d'asepsie a
rappelé leur attention sur les interventions possibles
dans les affections des veines, mais il semble qu'elles
ne puissent que s'y renfermer dans des bornes assez
étroites; l'état réactionnel de la paroi veineuse, la tendance à la progression phlébitique, le mode de formation thrombosique, l'étiologie phlébitique ne permettent pas de légitimer la technique qui consisterait à
vouloir tenter de limiter la phlébite thrombosique, de

l'enfermer entre deux ligatures; cependant, dans certains cas de ces accidents emboliques répétés dont
nous avons parlé, sans réaction générale ni locale vive,
il semblerait que la ligature a pu clore la série des
accidents.

La chirurgie des veines se justifie mieux dans les
interventions sur les tumeurs hémorroïdaires et certaines propensions variqueuses du membre inférieur
mettant ceux qui en sont atteints dans un état de gêne
incompatible avec les occupations auxquelles ils sont
astreints.

Ce que nous avons dit de la progression variqueuse
suffit d'ailleurs pour établir que l'extirpation d'un
paquet variqueux peut amener une amélioration considérable, urgente dans la situation d'un malade, mais
non pas la cure radicale de l'état variqueux toujours
plus ou moins généralisé, et que la généralisation
même de cet état et les adhérences, les dégénérescences
des tissus veineux et des tissus ambiants peuvent
apporter souvent de grandes difficultés à l'intervention
sanglante.

Cependant il est juste d'admettre que l'opération est,
pour certains malades, un réel besoin, et peut devenir
un bienfait dont la quiétude de la chirurgie actuelle ne
permet pas de leur refuser le bénéfice immédiat. Quant
à la question d'avenir, Remy résume les espérances
qu'elle peut donner en disant que si « il est difficile que
l'opération soit complète, et impossible d'enlever tous
les vaisseaux malades, l'anatomie et la physiologie
pathologiques donnent au chirurgien l'espérance de
produire des améliorations à distance sans qu'il soit

dans la nécessité absolue de détruire toute l'étendue du mal; que des veines dilatées encore à la période de l'hypertrophie compensatrice, reprendront leur état naturel; que des veines présentant de la périphlébite pourront se guérir quand le choc rétrograde du sang sera supprimé; et enfin que, en supprimant une veine malade, on anémie les capillaires qu'elle émet au loin, et on peut arrêter la sclérose et les troubles de nutrition. »

D'autre part, si les interventions chirurgicales sur les tumeurs hémorroïdaires peuvent se disséminer sur toutes les classes de la société, celles qui sont parfaitement indiquées pour les varices du membre inférieur se restreignent à peu près à la classe si intéressante des travailleurs, c'est-à-dire à ceux qui non seulement se trouvent dans des situations où se répètent des causes constantes de formation et de progression variqueuse, mais qui ne peuvent s'astreindre ni à un repos nécessaire, ni à une hygiène favorable, ni adopter les moyens coûteux de nature à arrêter ou tout au moins retarder la marche de l'infirmité dont ils sont atteints; pour ceux-là, nous le répétons, une opération bien justifiée, et bien conduite, peut être un bienfait véritable. Mais nous limiterons ces interventions de ligatures, d'extirpations aux cas que nous venons de citer, et nous devons ajouter que les résultats que nous avons eu l'occasion d'observer de ligature de la saphène chez de jeunes sujets à hypotonie veineuse sont loin d'être encourageants; et, comme il était facile de s'y attendre, ce n'est pas en fermant au sang une de ses voies de retour que l'on peut espérer diminuer au-dessous les

causes de l'ectasie, tout au contraire; c'est donc avant
tout chez les sujets atteints de progression variqueuse
la recherche des moyens propres à établir l'équilibre
circulatoire qu'il faut rechercher, c'est là l'hygiène à
appliquer au sujet.

Nous laisserons de côté les points de vue de l'hygiène
en rapport avec les facteurs étiologiques, goutte, rhumatisme, etc., pour ne nous occuper que de l'hygiène
nécessitée par les lésions acquises, en voie de progression, et leurs troubles circulatoires, ce qui, en somme,
est l'hygiène des variqueux, qu'ils soient porteurs de
varices des membres ou hémorroïdaires, ou quelle que
soit l'étiologie de la progression variqueuse qui les
menace, les atteint. Ainsi réduite, la question comporte,
à côté de la thérapeutique, — certaines données de pro-
phylaxie chez les prédisposés, — certains moyens propres à aider la marche rétrograde du mal lorsqu'il n'a
pas atteint les limites de la chronicité, — des mesures
destinées à retarder, à enrayer la progression du mal
lorsqu'il n'y a déjà plus que ce but à chercher à
atteindre.

Pour bien comprendre cette hygiène, il est nécessaire de nous reporter à ce que nous avons dit de la
circulation normale dans le système veineux et des
troubles intrinsèques de cette circulation. Nous avons
vu, par l'étude des moteurs de la propulsion du sang
veineux, qu'il y avait des conditions qui lui étaient
favorables, d'autres contraires, et nous avons établi que
la circulation veineuse trouvait sa facilité la plus grande
dans la position couchée; que la position debout lui
était défavorable, mais pouvait trouver une compensa-

tion dans l'appui régulier de la marche normale et dans la contraction musculaire répétée, pourvu que celle-ci ne fût pas poussée jusqu'à la fatigue conduisant à l'asystolie veineuse. De telles considérations, envisagées dans l'état physiologique du système veineux, permettent de tirer des conclusions très simples s'adressant au porteur de troubles circulatoires et de lésions du système veineux, quel que soit le degré de ces troubles et de ces lésions. L'énumération de ces moyens est facile à faire : — éviter la station debout prolongée, surtout si elle s'accompagne d'efforts musculaires contraires à la progression du sang dans les veines ; — éviter aussi la position assise prolongée si l'état variqueux est assez avancé ; — faire choix de sièges où le point d'appui se trouve physiologiquement placé au niveau des tubérosités ischiatiques, où la cuisse ne porte que légèrement ou pas du tout, et au besoin soulever la cuisse pour éviter ce point d'appui en élevant le pied ; — réveiller l'activité musculaire par la marche normale, d'une allure modérée et n'atteignant pas la fatigue, ou un exercice analogue ; — en agir de même pour tout exercice musculaire. Parmi ces moyens nous en avons principalement deux à envisager comme types d'exercices pouvant être très utiles à procurer une activité nécessaire, et pouvant être favorables ou nuisibles suivant la manière dont on les emploie ; ce sont l'usage de la bicyclette et l'équitation.

L'usage de la bicyclette peut être très utile aux variqueux comme procurant un exercice musculaire physiologique et des conditions analogues à celles de la marche normale ; on y retrouve en effet l'appui plan-

taire régulier, bien qu'incomplet par suite de l'étroi-
tesse de la pédale et du moindre appui que dans la
marche, puisque la majeure partie du poids du corps
(pour le simple touriste) repose sur la selle ; mais de ce
fait même, certains variqueux obèses trouvent là plus
d'attrait que dans la marche à un exercice musculaire
qui leur est si favorable à double titre. Quant à la distribution de l'action musculaire, elle est peut-être plus
généralisée que dans la marche elle-même ; l'évolution
complète du coup de pédale bien donné comprenant,
avec chaque membre, l'appui et le relèvement du
levier ; de plus, une habitude suffisante permet la contraction très discontinue de chaque muscle. A côté de
tous ces avantages, le grand défaut de la bicyclette est
d'être un instrument entraînant, avec lequel il est
trop facile de dépasser la juste mesure, et qui peut
devenir, par l'abus, facteur de formation et de progression de l'état variqueux ; donc tout sujet menacé ou
atteint devrait rester soumis à la formule suivante :
usage régulier mais modéré, sur bon terrain, sans côtes
dures, à une faible vitesse, et pendant des périodes de
temps répétées plutôt que prolongées, en un mot :
exercice et non fatigue musculaire.

L'équitation peut également avoir des avantages et
des inconvénients particuliers ; répétons d'abord encore une fois que l'abus, comme celui de tout exercice
violent où les jambes ont une grande part, peut amener
rapidement des varices de cette région comme on l'observe dans les écoles de cavalerie, surtout lorsqu'il s'y
ajoute une dose de prédisposition individuelle. Maintenant, si nous examinons la position du cavalier, nous

voyons que l'adhérence à la selle de la face interne de la cuisse, surtout lorsqu'elle s'accompagne d'un effort prolongé, peut nuire au libre parcours du sang dans les veines; mais il est bon d'ajouter que l'effort des muscles de cette région est loin d'être continu; et tout cavalier sait qu'en dehors des moments de lutte, la bonne position de la cuisse n'implique pas un effort, et qu'il tient plus par l'assiette que par la pince des genoux. Au-dessous du genou, les muscles de la jambe ont aussi un rôle très actif, soit pour envelopper le cheval avec plus ou moins de force, pour exiger la progression et les déplacements, soit pour concourir même, en certains moments, à la solidité, comme dans le saut. Au trot enlevé (trot à l'anglaise), se retrouve aussi un certain degré d'appui plantaire, qui est favorable à la propulsion du sang veineux, et qui permet de considérer cette tenue active du cavalier à l'allure du trot comme plus favorable au variqueux que la tenue plus passive qu'il peut conserver au pas ou au galop, et qu'il a intérêt à y revenir pour couper les temps de pas ou de galop trop prolongés, en exagérant peut-être cet appui, aux dépens de celui du genou.

La position de l'amazone serait plus favorable que celle du cavalier pour le membre gauche qui n'appuie que faiblement sur la selle par sa face interne, mais la fourche, embrassée par le jarret droit qui s'y fixe plus ou moins fortement, peut devenir une cause d'arrêt du sang dans les veines de la partie postérieure du mollet droit dont le pied n'a pas non plus d'appui; disons, cependant, que cet effort pourra être très restreint, que l'appui principal se fait sur la région surtout pos-

téro-externe de la cuisse droite, et, qu'à tous points de
vue, l'amazone variqueuse, si elle n'est pas obligée par
sa profession, a intérêt à monter des chevaux qui ne lui
demandent que peu d'efforts ; et, même pour elle, des
temps de trot enlevé seront favorables.

Nous serons forcément plus sévère pour un autre
sport, celui des armes. La position du membre inférieur gauche y est particulièrement défavorable ; c'est
la station debout prolongée avec une contraction musculaire soutenue en forme de contracture ; le rôle du
membre inférieur droit avec ses appels de pied et ses
contractions encore très fortes et prolongées, ses dé-
contractions rares et courtes n'est guère plus favorable ;
tout semble fait, dans cet exercice, pour conduire à
l'asystolie veineuse, et la statistique des varices chez
ceux qui s'y adonnent en est la preuve.

Quant aux variqueux hémorroïdaires qui sont presque toujours des arthritiques, voire même des goutteux,
leur hygiène se composera avant tout de régime et
du traitement antidiathésique. Pour leur localisation
variqueuse, lorsqu'elle n'a pas atteint un degré qui nécessite une intervention opératoire, il y a des choses
à éviter, d'autres, au contraire, qui seront favorables.

Ce qu'il faut avant tout éviter, c'est la constipation
et tout ce qui peut la favoriser. A un double titre se
place ici la station assise, surtout prolongée, et sur un
siège mou et chaud, et aussi sur ces ronds de cuir qui
favorisent si bien la progression et l'extériorisation des
tumeurs hémorroïdaires ; le siège canné est ici le
meilleur. Quand le fait du coussin mou et chaud se
complique d'une vibration prolongée comme dans les

voyages en chemin de fer, l'inconvénient est encore plus grand, et l'hémorroïdaire devrait toujours se munir d'un plateau canné qu'il placerait par-dessus le coussin de la voiture, de même que le variqueux des membres doit éviter de rester les jambes pendantes en voiture et en wagon.

Un exercice convenable entrera aussi dans l'hygiène nécessaire à l'hémorroïdaire, et la bicyclette pourra lui convenir s'il en use modérément et y adopte une position bien assise. L'équitation elle-même sera plutôt favorable si on en use comme d'un exercice hygiénique ; le trot enlevé devra encore couper assez fréquemment les temps de pas et de galop. On accuse, d'après nous, l'équitation de méfaits qui ne lui sont pas imputables, et dont une part nous paraît devoir être rejetée sur l'excellent appétit que développe cet exercice, et sur la table trop richement servie qui attend trop souvent les adeptes. Cependant, nous répétons que les hémorroïdaires doivent certainement éviter le prolongement exagéré de l'allure du pas en particulier.

Mais ce n'est pas tout pour les varices des membres qu'une hygiène de repos et d'exercice bien dirigée ; quand la paroi des veines a avoué sa faiblesse ou sa déformation il faut lui venir en aide directement par la contention, et c'est encore là une chose des plus délicates à bien réaliser. Rappelons d'abord avec quels facteurs il y a à compter. Les veines sont des canaux élastiques en relation avec des masses musculaires qui varient de forme et de consistance par la contraction. La tension intra-veineuse, qui subit, de par l'effort musculaire plus ou moins brusque, des coups de bélier localisés, éprouve, suivant la position du corps, des différences énormes, nous y avons insisté dans notre premier chapitre. Rappelons enfin que les lésions de la progression variqueuse, tant dans l'intimité de la paroi du vaisseau que par l'envahissement conjonctif des tissus ambiants, y transforme les conditions de l'hydraulique, et nous aurons une idée des difficultés auxquelles se heurte la recherche de la bonne contention des membres variqueux. De plus, la contraction musculaire agit dans un sens déterminé par les insertions et la direction des fibres musculaires, et, en habituant un muscle à trouver un appui dans une direction plus ou moins verticale à celle de sa force, on change les conditions physiologiques ; on les change d'autant plus que cette force d'opposition est plus ferme, plus serrée ; l'on sait qu'une compression exagérée peut arriver à neutraliser la résistance musculaire, à diminuer la vitalité musculaire, à conduire même à l'atrophie ; et il est facile de se rendre compte que la force d'opposition élastique, par son action continue, est, de toutes, celle qui produit les résultats les plus rapides et les plus sûrs en ce sens. C'est à cette donnée que nous voulions arriver, et il nous suffit de l'indiquer et de redire combien il est nécessaire, chez les variqueux, de ne pas nuire à la force musculaire, ni à la poussée circulatoire qui en résulte, de ne pas provoquer l'atrophie musculaire.

Mais la dynamie musculaire est individuelle ; et, pour arriver à la contenir sans l'entraver, il y aura lieu de recourir à une gamme de forces, comme celle que l'on trouve dans les divers tissus élastiques, pour le choix individuel.

Le bas élastique peut avoir encore d'autres inconvénients qu'il y a lieu de chercher à éviter. Les principaux sont en rapport avec les positions diverses que prend le membre, les flexions. Dans la flexion du genou, le creux du jarret se prononce et forme un vide où les veines sont d'autant plus à leur aise pour subir la dilatation variqueuse que le cuissard sera plus serré et mettra obstacle à la circulation au-dessus. D'autre part, dans la flexion, le bas fera des plis qui viendront serrer en jarretière les veines superficielles. De là, si le bas complet, montant au-dessus du genou, peut être utile dans la station debout prolongée, il peut, au contraire, devenir nuisible dans la position assise, et sera rarement le bas convenant aux personnes souvent assises, d'autant que la direction horizontale de la cuisse dans la position assise rendra le soutien de cette partie moins nécessaire.

Tont ce que nous disons ici de la contention des membres variqueux trouve naturellement son application dans les convalescences et suites de *phlébites*, où il y a, avant tout, à se préoccuper de la récupération des bonnes fonctions d'un membre.

Nous résumerons donc dans les règles suivantes la pratique de la contention des états variqueux et de la compression méthodique des engorgements de certains états veineux.

a) La contention des varices doit avoir pour but de compenser la vitalité de résistance insuffisante de la paroi veineuse considérée soit en elle-même, sans que des raisons de dynamie active mettent la faiblesse pariétale en position d'infériorité plus complète, soit vis-à-vis d'une dynamie active supérieure à une vitalité de résistance même normale, soit dans les divers degrés de combinaison de ces deux facteurs : appréciation délicate même pour le praticien exercé.

b) Les moyens de contention des varices doivent se borner à deux : la contention élastique, et la contention non élastique, mais toujours conservant au moins un élément de souplesse.

c) La contention élastique se réalise par deux procédés : l'application de la bande élastique ou l'usage du bas élastique.

d) L'application de la bande élastique serait le moyen le plus précis s'il était parfaitement exécuté ; le fait que cette précision physiologique est très délicate à réaliser, même par une main instruite et exercée, doit limiter considérablement l'emploi de ce moyen, sinon le faire proscrire absolument.

e) Le bas élastique est le moyen le plus pratique, le plus usuel, le meilleur aussi dans la majorité des cas s'il est basé sur une juste appréciation du desideratum d'ensemble à obtenir ; cette appréciation est du domaine médical, et c'est entre le client et le médecin, ou tout au moins entre le client et un praticien instruit et exercé, que doit être discuté et arrêté le choix du bas, en tant que longueur et résistance du tissu.

L'usage de bas de résistances diverses peut être utile à certains individus, suivant leurs occupations variées.

Le choix de la résistance d'un tissu doit être basé sur l'appréciation de la force musculaire individuelle, de l'emploi journalier ou plus ou moins rare de cette force musculaire pour le cas où l'usage de bas de résistances diverses doit être décidé.

Le bas ne doit jamais serrer les parties molles pendant le repos musculaire; il doit seulement *envelopper* et *soutenir*, réservant son action pour la lutte contre une intervention dynamique nocive.

f) Dans le cas où le bas élastique est mal toléré, ou lorsque son application est entravée par la présence d'œdèmes variables, la contention par des bandes souples telles que la bande Velpeau ou la bande Lutétia doit être préférée ; leur application doit être l'objet d'une attention soutenue, et faite par une main exercée. L'interposition d'une couche de ouate est souvent nécessaire sur ou entre les parties osseuses ou tendineuses.

g) L'incorporation de ouate ou de coussinets divers peut être aussi utile dans certaines localisations variqueuses exigeant une contention spéciale, et cela même sous le bas élastique.

h) La contention, quelle qu'elle soit, doit s'exercer en progression de décroissance de l'extrémité inférieure vers le haut du membre ; elle doit être un peu serrée, même dans le repos musculaire, dans les régions peu musclées, où des voûtes osseuses, des canaux cartilagineux ou ligamenteux, ou des interstices tendineux assurent une faible compression des vaisseaux qui s'y engagent.

i) Il est bon, par raison économique, de préférer le bas à couture qui permet de corriger les déformations de fatigue, ou le bas à lacets. Le tissu doit être ajouré pour mieux permettre les fonctions de la peau ; il doit être fait presque toujours sur mesure. Le meilleur moyen d'assurer la bonne contention de la région poplitée, et d'éviter la formation des plis chez les personnes qui, étant souvent assises, ont besoin d'un cuissard, est de préférer un cuissard et un bas molletière distincts, et d'entourer l'espace qui les sépare avec une bande souple et de la ouate. Le cuissard exige pour pouvoir être porté une cuisse modérément grasse.

CHAPITRE VI

CLINIQUE DE BAGNOLES-DE-L'ORNE

C'est sur le terrain clinique de la station thermale de Bagnoles-de-l'Orne que les faits si variés de pathologie du système veineux viennent, depuis nombre d'années, se concentrer pour s'offrir à l'étude qui nous a permis de connaître les distinctions que nous venons d'établir entre les divers états veineux; il n'est donc que juste de terminer ce travail en donnant le plan de la thérapeutique de la station.

Ce plan nous devons l'étendre à l'origine de ces états veineux qui, comme nous l'avons montré, débutent souvent à l'enfance même avec l'apparition du syndrome des hypotonies multiples. D'ailleurs, l'indication des applications d'une station hydrominérale aux enfants se justifie de deux façons principales :

En premier lieu, par l'énumération des affections spéciales à l'enfance, ou pouvant se manifester dès l'enfance auxquelles s'adresse télle cure hydrominérale, et par celle des effets que celle-ci peut avoir en vue des modifications de terrain et d'organes à rechercher dès l'enfance.

Il faut, en effet, envisager que les manifestations qui peuvent avoir à se réclamer d'une thérapeutique hydro-minérale se montrent, le plus souvent, sous la dépendance d'un de ces états dits diathésiques, et, dès lors, il est nécessaire d'admettre que les indications de cette thérapeutique, tout en restant les mêmes, se feront simplement plus nombreuses et plus urgentes à mesure que l'on s'élèvera de l'enfance à l'adolescence ; mais qu'il est profitable de les dépister et de les traiter dès leur apparition.

En second lieu, il est utile de connaître les ressources diverses que peut présenter une station hydrominérale au point de vue secondaire des effets de séjour (cure climatique) et de l'emploi des divers moyens adjuvants dont elle dispose (hydrothérapie, massothérapie, etc.), à l'usage des enfants.

Dans les desiderata de modifications de terrain, dans la lutte antidiathésique, une station hydrominérale doit être considérée avec les divers éléments dont on peut avoir à rechercher les actions combinées ou isolées ; de même que celles-ci peuvent convenir à certains cas tout à fait en dehors des indications hydrominérales elles-mêmes.

Nous disons donc que la *spécialisation* des eaux de Bagnoles-de-l'Orne dans les maladies des veines a ses applications dès l'enfance. Pour y être rares, les phlébites n'y sont pas inconnues, et il nous paraît démontré que ces cas, comme d'ailleurs la majorité de ceux observés chez l'adulte, se sont produits chez des prédisposés, dans la descendance de l'arthritisme, avec cette insuffisance de vitalité des parois veineuses dont nous avons précédemment parlé comme partie du syndrome des *hypotonies multiples*. D'autre part, l'action des eaux de Bagnoles-de-l'Orne se montre favorable au traitement des autres éléments du syndrome articulaire, gastro-intestinal, nerveux; c'est donc à l'ensemble même du syndrome, comme à chacun de ses éléments en particulier, qu'il pourra être utile d'en faire l'application.

Les manifestations des états veineux augmentent avec la venue de l'adolescence; avec elles s'accusent les symptômes de l'hypotonie, et aussi commencent à apparaître les crises de la *phlébalgie* des neuro-arthritiques, qu'elles revêtent soit la forme *simple*, lorsque le tissu veineux a sa consistance et sa résistance normales, soit la forme *hypotonique*, chez les sujets dont nous venons de parler, soit la forme *hypertonique*, que nous avons décrite sous le nom *d'éréthisme veineux douloureux*, lorsque la veine contractée présente sous le doigt, une résistance exagéré e.

En outre, les états veineux sont souvent l'apanage des jeunes rhumatisants, et la cure thermale convient également aux cures de convalescence de rhumatisme aigu ou subaigu de ces sujets.

Ces mêmes tempéraments subissent souvent des manifestations cutanées à étiologie de nervosisme, de vices circulatoire et digestif qui seront favorablement influencés par la cure.

Le climat même de la station, ses avantages pour la vie au grand air que nous dirons plus loin, les adjuvants : piscine, hydrothérapie, massothérapie, trouvent leurs indications chez les enfants nerveux, anémiques, chlorotiques, dans les convalescences, et à l'égard de certains traitements hygiéniques et orthopédiques.

Avec l'âge adulte, les indications cliniques de Bagnoles-de-l'Orne s'élargissent et acquièrent quelques applications nouvelles. La thérapeutique des états veineux y tient de plus en plus de place, mais les malades atteints d'états veineux constitutionnels présentent d'autres manifestations qui ont aussi leur intérêt dans la cure; en sont tributaires les rhumatisants, les goutteux, les atoniques dyspeptiques, les états utérins faits de subinvolution hypotonique, de congestions passives, de dysménorrhées, d'aménorrhées des neuro-arthritiques, anémiques, chlorotiques et jusqu'aux lésions des métrites chroniques à utérus congestionnés, mous, douloureux, sujets aux poussées fluxionnaires.

D'autre part, si les hypotoniques sont généralement des neuro-arthritiques, ceux-ci, avec ou sans les manifestations des syndromes, trouveront dans les divers facteurs de la thérapeutique locale un traitement à leur portée, et la cure climatique leur convient également.

Ceci nous amène à établir le tableau des applications des eaux de Bagnoles-de-l'Orne dans les divers éléments de leur application, et d'abord à dire quels sont ces éléments, comment ces eaux agissent par elles-mêmes, quels sont les effets surajoutés par les diverses applications hydrothérapiques ou par les adjuvants.

Deux ordres de sources concourent à la thérapeutique de Bagnoles-de-l'Orne.

1º Des sources thermales (25º-26º cent.) issues de griffons très rapprochés, et que leur identité a permis

de réunir en une seule sous le nom de *Grande Source*,
c'est elle qui donne à la station toute son importance.

2º Des sources ferrugineuses froides (10º cent.) dont
l'analyse ne diffère des précédentes que par une plus
grande proportion d'oxyde de fer; elles sont employées
uniquement en boissons.

La grande source, arrivée au contact atmosphérique,
émet des vapeurs d'une odeur très légèrement sulfhy-
drique qui ne se retrouve pas au goût, celui-ci est
plutôt métallique. D'une limpidité remarquable et d'une
belle coloration bleutée, appréciable surtout lorsqu'elle
est vue sous une étendue et une profondeur suffisantes,
comme à la grande piscine, l'eau des sources thermales
présente une onctuosité spéciale, fort appréciée pour
ses effets sur la peau. Son analyse est contenue dans
le tableau ci-annexé.

Cette analyse récente est celle des griffons des sources
thermales réunies sous le nom de « *Grande Source* » ;
nous avons dit que les sources ferrugineuses ne s'en
distinguaient que par une plus grande proportion
d'oxyde de fer, acquise par contact des roches ferrugineuses abondantes dans la région; elle ne fait d'ailleurs, que confirmer les analyses plus anciennes et
établir la preuve de la parfaite stabilité de l'eau.

Une autre analyse intéressante est celle dont le professeur Bouchard a donné le résultat à l'Académie des
sciences, des gaz qu'il avait recueillis lui-même aux
griffons de la grande source en 1896. Cette analyse
révélait encore la fixité de la nature et de la quantité
de l'azote, le fluide déjà signalé par Vauquelin et
Thierry, en 1847, au même taux de 95 pour 100 sur la

EXTRAIT
des registres du Bureau d'essai
pour les substances minérales.

———

Duplicata.   Paris, le 15 février 1896.

Eau minérale de Bagnoles-de-l'Orne : Grande Source
(thermale); Certificat d'origine délivré par M. le Maire
de Tessé-la-Madeleine.

On a dosé par litre d'eau :	grammes	Composition calculée :	grammes
Acide carb. { libre.....	0.0063	Acide carbonique libre.	0.0063
{ des bic...	0.0068	Silice.................	0.0135
— chlorhydrique ...	0.0102	Bicarbonate de fer.....	0.0022
— sulfurique.......	0.0125	— de chaux .	0.0092
— phosphorique....	0.0004	Phosphate de chaux...	0.0009
— arsénique........	traces	Sulfate de chaux.......	0.0034
Silice	0.0135	— de magnésie ...	0.0036
Protoxyde de fer.......	0.0010	— de potasse.....	0.0050
Chaux	0.0061	— de soude.......	0.0128
Magnésie..............	0.0012	Arséniate de soude ....{ faibles
Lithine...............	traces	{ traces
Potasse...............	0.0028	Chlorure de sodium ...	0.0164
Soude.................	0.0143	— de lithium....	traces
Matières organiques ...	0.0021	Matières organiques ...	0.0021
TOTAL......	0.0770	TOTAL......	0.0754

Extrait sec à 180° : 0ʳ,0525.

Le Chimiste,
E. GOUTOL.

L'Inspecteur général des mines,
Directeur du Bureau d'essai,
A. CARNOT.

valeur des gaz recueillis. L'analyse du professeur Bouchard donnait pour complément de ces 95 pour 100, 5 pour 100 d'acide carbonique, desquels on pouvait encore déduire 4,5 pour 100 d'argon, avec traces d'hélium. Récemment M. Curie a décelé des traces de radium.

De ces diverses analyses doit se déduire la dénomination scientifique de la grande source, que sa multiple, mais faible minéralisation, place dans la classe si vague des indéterminées; la nouvelle étiquette des bouteilles, se conformant à ces données, porte : *Eau silicatée, chlorurée sodique, sulfatée, phosphorique, azotée.* Cette étiquette porte en outre les indications thérapeutiques : eau *tonique, vaso-motrice, sédative.*

En effet, *l'action thérapeutique* de la grande source ressort de ses *effets physiologiques* qui, envisagés au point de vue le plus naturel, bain tiède et boisson modérée, ce que nous appelons la *cure thermale type,* détermine une *suractivité circulatoire périphérique* que permettent d'apprécier exactement les courbes de température externe et interne (axillaire et rectale), qui tendent, comme l'a observé le professeur Bouchard, vers le rapprochement. Cette stimulation de la fonction circulatoire périphérique entraîne celle des *fonctions cutanées* et *glandulaires superficielles* et même *profondes,* du *foie* en particulier et du *rein,* d'où *diurèse* et *décharges uratiques.* Sous la même influence se produit le *réveil des tonicités vasculaires et viscérales.*

Un second ordre de phénomènes de la balnéation se manifeste dans la *sédation nerveuse* que l'on pourrait peut-être rapporter à l'influence de l'azote, et qui

ajoute ses effets aux conditions de sédation climaté-
rique locale.

C'est encore de ces phénomènes que ressort l'*action
altérante antidiathésique* qui forme la base des effets
thérapeutiques.

Les divers procédés thérapeutiques que nécessite ce
programme ne se bornent pas à la cure de balnéation
simple et d'ingestion prise pour type dans la recherche
des effets physiologiques dont nous venons de parler,
et qui détermine la spécialisation; le praticien a en
outre à sa disposition, pour modérer, renforcer et mo-
difier les effets qu'il veut obtenir, d'abord la *nature
différente* des sources thermales et froides; puis la
variabilité des applications externes; et enfin les *modes*
mêmes de l'*emploi de ces applications : balnéation simple, douches générales, localisées, locales, douches sous
l'eau*. La *température* et la *pression* varient encore les
effets, et le *massage*, dont la pratique a fait de si grands
progrès en ces dernières années, peut être un adjuvant
de la cure.

Ce sont ces modalités diverses de traitement qui permettent aux médecins d'étendre au delà de la spécialisation même la thérapeutique de la station; mais ce
qui frappe surtout, c'est la netteté avec laquelle s'est
dégagée, à Bagnoles-de-l'Orne, cette *spécialisation* remarquable dans le traitement des états veineux : phlébites et états morbides voisins. Cette spécialisation n'a
d'ailleurs, pour ainsi dire, pas d'histoire; la station
avait autrefois un programme thérapeutique semblable
à celui de beaucoup d'autres stations; on traitait beaucoup de maladies du domaine de l'arthritisme, et en

particulier le rhumatisme et la goutte, les dyspepsies,
les maladies cutanées, les maladies des femmes. C'est,
pour ainsi dire insidieusement que, dans ce milieu, et
sans faire abstraction de ces affections, se sont révélés
les effets dont est ressortie la particularité de la spécialisation dont nous venons de parler, et qui, une fois
connue, a pris un rapide essor, aidée peut-être en cela
par la connaissance plus exacte qui se faisait des maladies elles-mêmes qui la constituent.

Le programme thérapeutique de Bagnoles-de-l'Orne
comporte donc, dans l'ordre de leur importance, les
traitements suivants :

Traitement des affections du système veineux : états
veineux, *phlébites* de tous ordres; de leurs *complica-
tions*, et de leurs *suites*, soit *circulatoires*, soit *nerveuses*;
en particulier des *phlébites* et *périphlébites récidivantes*
de l'*arthritisme*, de celles de la *goutte*, du *rhumatisme
veineux*; de l'*éréthisme veineux douloureux*; des *varices
congestives* et *douloureuses* et en général de la *phlébalgie*; des *stases* et *œdèmes* d'ordre circulatoire périphérique. La balnéation dans les phlébites peut être
commencée aussitôt que le malade est transportable,
que ce soit la balnéation chlorurée dont nous avons
parlé plus haut ou celle de Bagnoles-de-l'Orne.

Cures de convalescence du rhumatisme aigu en évitant les cures trop hâtives, dans la période où le malade serait encore sujet aux rechutes faciles et dans un
état d'affaiblissement trop grand. *Cures du rhumatisme
subaigu* et *chronique*, de la *goutte* dans ses premières
manifestations, et en particulier chez les éréthiques
nerveux.

Traitement des maladies des femmes : aménorrhées, dysménorrhées, métrites atoniques ou *éréthiques.*

Cure des *dyspepsies atoniques* et *nerveuses,* sans lésions ulcéreuses.

Traitement des dermatoses subaiguës et *chroniques* non irritables du terrain arthritique, et en particulier de l'eczéma; — des *ulcères variqueux.*

Cures appropriées aux *anémies, chloroses,* à la *chorée* et, en général, aux états de *nervosité excitables.*

Les *contre-indications* de la cure de Bagnoles-de-l'Orne sont celles des affections aiguës, des tendances trop congestives ou hémorragiques, et en particulier des fibromes hémorragiques; des dégénérescences organiques, entre autres rénales et cardiaques, à un degré trop avancé de leur évolution; des manifestations cancéreuses.

Il est utile de savoir que, pendant la cure, les fonctions des organes digestifs et en particulier celles du foie doivent être surveillées. La cure normale, qui est de 20 à 25 jours, peut réclamer une prolongation variable dans une période précoce ou dans les accidents tenaces des suites de phlébite, ou chez les malades pour lesquels la cure doit être interrompue par des repos.

Il nous reste à dire ce qu'est la station au point de vue climatique.

La station hydro-minéro-thermale de Bagnoles-de-l'Orne est curieusement isolée dans notre belle France, dans la région ouest où n'existe aucune autre source thermale importante. Elle est dans la partie sud-ouest du département de l'Orne, presque sur les confins de la Mayenne, et entre les villes d'Alençon (environ 50 kil.), de Domfront (20 kil.), de la Ferté-Macé (6 kil.), vers le centre d'un important contrefort des collines de Normandie étendu de Séez à Mortain, couronné de vastes forêts, la plupart domaniales : forêts d'Écouve, de Monnaie, de La Motte, de la Ferté-Macé, des Andaines, et coupé de gorges abruptes (Saut de la Biche, gorges d'Antoigny, de Bagnoles, de Domfront, etc.), qui font de cette région une des plus pittoresques de France.

Bagnoles-de-l'Orne est donc situé dans une zone forestière très accidentée où les parties élevées sont complètement couvertes de pins. La distance de la baie du Mont Saint-Michel, qui n'est que de 5 lieues environ, permet de ressentir encore l'effet des vents marins mais modifiés par l'influence des forêts aux essences balsamiques qui en font une station nettement sédative.

L'établissement thermal est situé dans une gorge dominée par deux vastes parcs plantés d'arbres résineux; à chaque extrémité de cette gorge se trouvent deux groupes d'hôtels et de villas; le territoire de l'une de ces agglomérations, situé auprès de la gare, a été emprunté à la forêt elle-même; le second fait partie du bourg de Tessé-la-Madeleine.

N. B. — On accède à Bagnoles-de-l'Orne, à la station de *Bagnoles-de-l'Orne-Tessé-la-Madeleine*, par la ligne des chemins de fer de l'Ouest qui de Briouze à Couterne relie la grande ligne de Paris à Granville à la ligne d'Alençon à Domfront; des wagons directs pour la station thermale sont adjoints aux trains rapides partant des gares Montparnasse ou Saint-Lazare.

Il y a deux hôtels de premier ordre : le nouvel hôtel de l'Etablissement thermal, et le Grand Hôtel ; et de nombreux hôtels de deuxième ordre et pensions bourgeoises ; des agences se chargent de la location des villas.

On trouve à Bagnoles et à Tessé-la-Madeleine des bureaux de poste, télégraphe et téléphone.

Les environs sont très intéressants à parcourir.

TABLE DES MATIÈRES

LES ÉTATS VEINEUX

54 706. — Imprimerie LAHURE, 9, rue de Fleurus, à Paris.

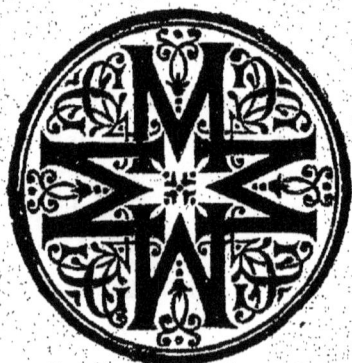

www.ingramcontent.com/pod-product-compliance
Lightning Source LLC
Chambersburg PA
CBHW050552210326
41521CB00008B/938